Dr. Heike Kovács / Monika Preuk

Die natürliche
Darmsanierung

Mit einem gesunden Darm Erkrankungen vorbeugen: durch Fasten,
Colon-Hydro-Therapie, Wickel, Massagen, richtige Ernährung und Psychotraining

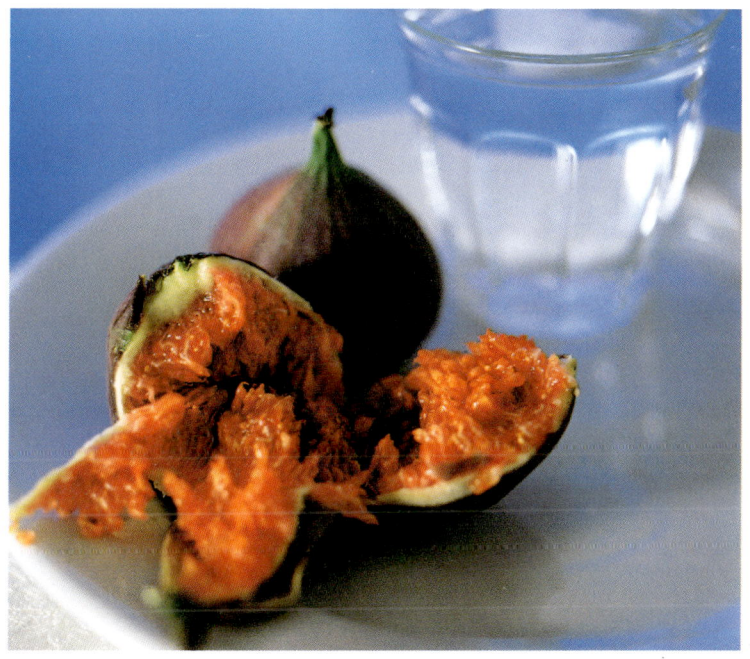

SÜDWEST

Inhalt

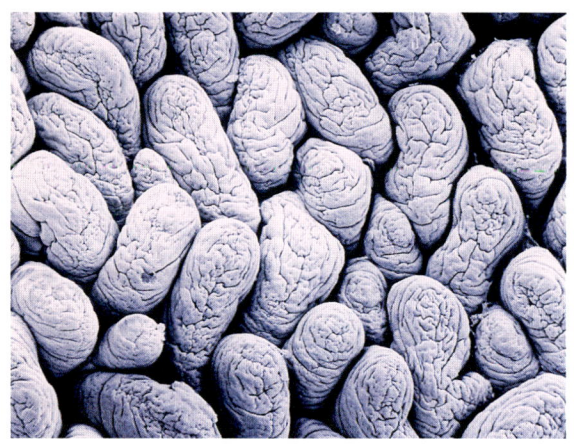

Darmzotten im Mikrokosmos des Dünndarms.

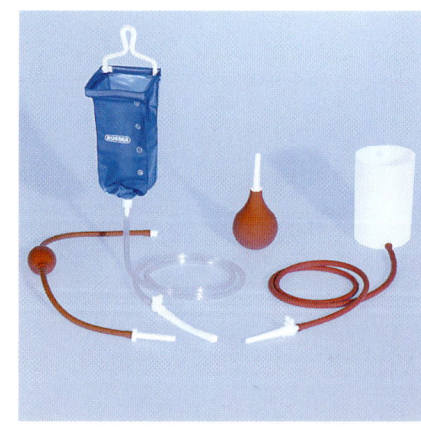

Die Colon-Hydro-Therapie reinigt den Darm gründlich.

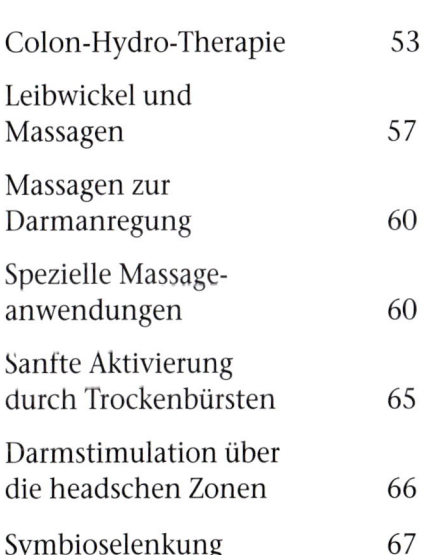

*Sanfte
Bauch-
massagen
fördern die
Darm-
funktion.*

*Ein gesunder
Geist wohnt
in einem
gesunden
Körper.*

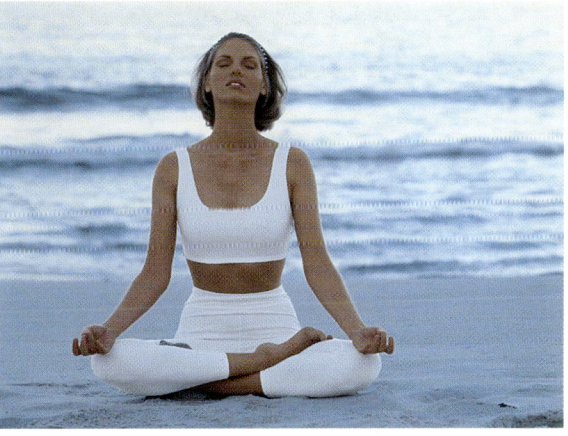

Vorwort

Zu fett, zu süss, zu viel essen und zu wenig Bewegung, das sind die Hauptursachen für die Probleme mit der Verdauung, an denen viele Menschen in der heutigen Zeit leiden. Darüber hinaus sind auch viele Zivilisationskrankheiten auf eine falsche Ernährung zurückzuführen.

»Es ist der Bauch, für dessen Befriedigung der größte Teil des Menschen arbeitet, es ist aber auch der Bauch, der die meisten Leiden für die Menschen bringt«, so bemerkte schon der römische Schriftsteller Plinius der Ältere. Diese Erkenntnis ist auch heute noch aktuell. Immer mehr Personen leiden unter Problemen mit der Verdauung und allen daraus entstehenden Folgeerkrankungen. So weiß man heute, dass viele chronische Leiden wie Allergien, Hautentzündungen oder Gelenkprobleme bis hin zu Herz-Kreislauf-Erkrankungen ihre Ursache in einer gestörten Darmtätigkeit haben können.

Darmstörungen – ein echtes Zivilisationsleiden

Leichte Darmbeschwerden wie Blähungen oder lebensbedrohliche Darmkrankheiten wie Krebs nehmen in industrialisierten Staaten dramatisch zu. Fast ein Viertel der Bevölkerung in Europa leidet unter chronischer Darmträgheit, wobei Frauen mehr als doppelt so häufig betroffen sind wie Männer. Über 40 Millionen Packungen Abführmittel pro Jahr gehen in Deutschland über die Ladentische der Apotheken – ungezählt sind diätetische Lebensmittel oder Tees zur Abführung, die in Drogerien und Supermärkten verkauft werden. Wenn man die statistischen Daten der Krebsregister betrachtet, zeigen sich zum Thema »Darm« erschreckende Zahlen: Die bösartigen Tumoren in diesem Bereich des Verdauungstrakts werden von Jahr zu Jahr häufiger und stehen bei den Krebsleiden von Männern und Frauen inzwischen an zweiter Stelle. Warum sind gerade Darmkrankheiten in den Staaten hoher Industrialisierung derart verbreitet? Warum kennen ursprünglich lebende Völker wie beispielsweise in Afrika solche Leiden nicht? Die Ursachen liegen zu einem großen Teil in unausgewogener Ernährung und falschen Lebensgewohnheiten: Statt aus faserreicher Kost mit vielen Vollkornprodukten, frischem Obst und Gemüse besteht der Speiseplan aus zu viel fettem Fleisch, reichlich Süßem und überwiegend Produkten mit ausgemahlenem Weißmehl. Bewegungsmangel, Stress im Beruf oder in der Familie leisten Problemen im Darmbereich weiter Vorschub.

Bestimmen diese Faktoren über einen längeren Zeitraum das tägliche Leben, so gelangt man schnell in eine Krankheitsspirale, aus der es schwierig sein wird, wieder zu entkommen.

Die Darmgesundheit im Blick behalten

Um es erst gar nicht so weit kommen zu lassen, sollte man schon frühzeitig ein Bewusstsein für die Gesundheit seines Darms entwickeln. Dazu gehört nicht nur die richtige Einstellung zu Ernährung, Bewegung und Entspannung. Darmgesundheit erfordert in der heutigen Zeit einen größeren Einsatz: Schädlichen Umwelteinflüssen muss gezielt durch darmregenerierende Maßnahmen entgegengewirkt werden. Dazu kann man beispielsweise regelmäßige Darmkuren mit Fasten, Spülungen und pflanzlichen Präparaten durchführen. Sollte nach einer Medikamentenbehandlung, etwa mit Antibiotika, die Darmflora angegriffen sein, kann sie durch spezielle mikrobielle Therapien wieder aufgebaut werden. Das hört sich vielleicht zunächst nach schwierigen und zeitaufwendigen Therapien an, ist aber – nach einer kurzen Eingewöhnungsphase – für jeden problemlos praktizierbar. Und wer einmal diese Maßnahmen zum festen Bestandteil seiner Gesundheitsvorsorge gemacht hat, wird sie als so wohl tuend empfinden, dass er nicht mehr darauf verzichten möchte.

In diesem Ratgeber informieren wir Sie über die Funktionsweise des Darms. Sie erhalten einen Überblick über die häufigsten Darmstörungen, und wir erklären Ihnen die einzelnen Symptome. Darüber hinaus erfahren Sie, was Sie zur Behandlung von Darmerkrankungen tun können, vor allem aber, welche wirksamen Methoden der Vorbeugung es gibt. Dazu stellen wir Ihnen verschiedene Spezialtherapien sowie naturheilkundliche Verfahren vor, und wir geben zahlreiche Tips für eine gesunde Ernährungs- und Lebensweise. Außerdem vermitteln wir Ihnen Kenntnisse, die Sprache Ihres Körpers zu verstehen und seine Warnsignale richtig deuten zu können.

Wenn die Grenze erreicht ist und der Darm seine geregelte Funktion verloren hat, helfen – wenn überhaupt – nur noch drastische Maßnahmen wie hoch dosierte Medikamente und manchmal kommt man sogar um eine Operation nicht herum.

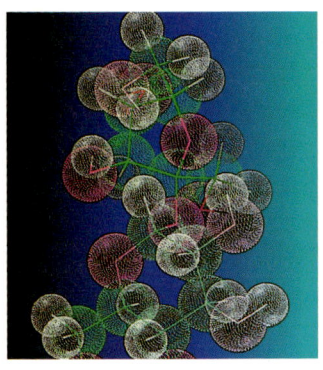

Bei der Verdauung werden die Moleküle – hier Zucker – gespalten.

Jeden Bissen 30-mal kauen, so lautet die gängige Empfehlung für den optimalen Verdauungsbeginn im Mund. Erst dann ist die Nahrung ausreichend zerkleinert und so gut mit Speichel durchmischt, dass die Speichelenzyme ihre Aufgaben bestens erfüllen können.

Die Gesundheit wohnt im Darm

So funktioniert die Verdauung

Der Darm gehört zum Verdauungssystem und bildet zusammen mit dem Mund, der Speiseröhre, dem Magen und dem After eine Röhre, durch die die Nahrung durch den menschlichen Körper transportiert wird. Verdauung bedeutet aber nicht nur, dass Speisen aufgenommen und ihre Reste ausgeschieden werden.
Verdauung ist sehr viel mehr. Durch sie werden die Nährstoffe aus den Lebensmitteln herausgelöst und dem Körper als lebensnotwendige Bausteine zur Verfügung gestellt.

Beginn der Verdauung im Mund

Der Verdauungsprozess beginnt bereits im Mund. Dort wird die Speise mit den Zähnen zerkleinert. Damit ist bereits der erste Schritt der Nahrungsverarbeitung vollzogen. Durch das Kauen werden die Speicheldrüsen im Mundbereich besonders stark angeregt. Sie sondern mit dem Speichelsekret spezielle Enzyme (Amylasen) ab, die bereits eine Vorverdauung der Nahrung einleiten, d.h. schon im Mund können bestimmte Kohlenhydrate aufgespalten werden. Deshalb ist es auch so außerordentlich wichtig, nur kleine Bissen an Nahrung zu sich zu nehmen und diese ausreichend lange zu kauen, denn so wird die Speise genügend mit Speichelenzymen durchsetzt.
Anschließend wird der Nahrungsbrei geschluckt und in die Speiseröhre befördert. In dieser ca. 25 Zentimeter langen Röhre wird die Nahrung nicht einfach heruntergespült, sondern durch aktive Muskelbewegungen koordiniert in Richtung Magen zum sogenannten Mageneingangsmuskel befördert.

Zersetzung der Nahrung im Magen

Durch den Mageneingangsmuskel gelangt die Nahrung in den Magen. Dieser Muskel ist ringförmig und schließt den Magen nach oben ab. Er sorgt dafür, dass der Nahrungsbrei nicht wieder in die Speiseröhre zurückfließt. Der Magen selbst funktioniert als eine Art Zwischenlager, in dem die Nahrung aufbewahrt und bereits mit Verdauungssäften durchsetzt wird, bis sie in kleinen Portionen an den Zwölffingerdarm abgegeben wird. Bei einer ausgewogenen Ernährung hat der Speisebrei nach etwa zwei Stunden den Magen bereits wieder verlassen. Der gesamte Magen ist mit einer Schleimhaut ausgekleidet, die über eine Vielzahl von Drüsen Verdauungsäfte abgibt, die Enzyme (früher Fermente genannt) enthalten. Somit setzt die Eiweißverdauung bereits hier ein.

Eine besondere Rolle spielt dabei die Salzsäure. Sie wird in Spezialdrüsen produziert und kommt im menschlichen Körper nur im Magen vor. Salzsäure ist eine besonders starke Säure und zersetzt die Speisen sehr schnell und wirkungsvoll. Außerdem kommt dieser Substanz auch eine Bedeutung in der Abwehr von Krankheitserregern zu. Sie wirkt nämlich wie eine Art Desinfektionsmittel und kann krank machende Keime in der Nahrung abtöten. Die Muskelschichten, die den Magen umgeben, ziehen sich etwa alle 20 Sekunden zusammen. So wird der Mageninhalt kräftig durchgeknetet und mit dem salzsäurehaltigen Magensaft vermengt. Ferner leistet der Magen besondere Vorarbeit zur Aufnahme des für die Blutbildung wichtigen Vitamin B12 im unteren Darmtrakt.

Salzsäure ist eine starke Säure, die so ziemlich alles zerfrisst, was ihr in den Weg kommt. Im menschlichen Körper kommt sie nur im Magen vor, der durch seine spezielle Schleimhautauskleidung gegen die aggressive Wirkung der Salzsäure geschützt ist. Wenn die Schleimhaut z. B. durch Entzündungen geschwächt wird, kann die Salzsäure die Magenwände angreifen, und es kommt zu Magengeschwüren.

Komplexe Funktion der Verdauung

▶ Spaltung der Nahrung in ihre Nährstoffe: Kohlenhydrate, Fette, Eiweiße und andere Mikrobestandteile, Vitamine, Mineralstoffe, Spurenelemente

▶ Aufnahme dieser Substanzen durch die Darmschleimhaut in den Blutkreislauf, wo sie als Energiemoleküle zu den Zellen transportiert werden

Aufspaltung der Nahrung im Dünndarm

Aus dem Magen wird die Nahrung portionsweise über den Magenpförtner an den Dünndarm abgegeben. Der Magenpförtner ist ebenfalls ein Schließmuskel und arbeitet ganz ähnlich wie der ringförmige Muskel am Mageneingang. Der Dünndarm ist der längste und wichtigste Abschnitt des Verdauungssystems. Im oberen Teil des Dünndarms, dem Zwölffingerdarm, befindet sich der gemeinsame Mündungsgang von Gallenblase und Bauchspeicheldrüse. Hier fließen die für die endgültige Nahrungsaufspaltung wichtigen Gallensäuren und Bauchspeicheldrüsenenzyme in den Darm und werden mit dem Speisebrei vermischt. Auch der Dünndarm selbst ist mit zahlreichen Drüsen ausgestattet, die ebenfalls Verdauungssäfte produzieren.

Aufnahme der Nährstoffe ins Blut

Die eigentliche Funktion des Dünndarms besteht in der Aufnahme von Energiestoffen aus der Nahrung, die dann ins Blut abgegeben werden. Dieser Prozess wird Resorption genannt. Der Dünndarm ist etwa sechs Meter lang und die Schleimhaut an seiner Innenseite liegt in zungenförmigen Zotten gefaltet, die sich durch kleine Muskeln rhythmisch zusammenziehen. Diese Zotten vergrößern die Schleimhautoberfläche um ein Vielfaches und erhöhen damit die Aufnahmekapazität. Die in ihre molekularen Bestandteile zerlegte Nahrung gelangt über verschiedene Transportmechanismen durch die Darmwand hindurch in das feine Kapillarnetz der Blutgefäße und damit in den Blutkreislauf. Von hier aus werden die wertvollen Energiebausteine zu allen Zellen des Körpers gebracht. Der Dünndarm hat jedoch nicht nur die wichtige Aufgabe der Nahrungsresorption, sondern spielt auch bei der Regulation des Wasserhaushalts eine bedeutende Rolle. Innerhalb eines Tages filtert er bis zu zehn Liter Wasser aus dem Darminhalt heraus und stellt es dem Körper zur Verfügung. Dieser Darmabschnitt ist nicht mit der Bauchwand verwachsen, sondern liegt locker in einer Umschlagfalte des Bauchfells eingebettet. So wird die optimale Bewegungsfreiheit für die Verdauungsarbeit gewährleistet.

Bei manchen Darmkrankheiten, etwa einer Allergie gegen Klebereiweiß (Gluten) in Getreideprodukten, kommt es zum Abbau der Darmzotten, wodurch die Oberfläche des Dünndarms drastisch verkleinert wird. Die Nahrung kann nicht mehr optimal ausgewertet werden, ein Nährstoff- und Vitaminmangel ist die Folge.

Verdichtung des Stuhls im Dickdarm

Durch rhythmische, wellenartige Bewegungen, Darmperistaltik genannt, gelangen die Nahrungsreste zum Dickdarm. In diesem etwa einenhalb Meter langen Darmabschnitt finden noch weitere Verdauungsschritte statt. Vor allem wird abermals Wasser aus dem noch flüssigen Stuhl zurückgewonnen und dieser somit eingedickt. Das Wasser durchdringt die Darmwand und gelangt auf diese Weise wieder in den Blutkreislauf. Über den Dickdarm werden auch Spurenelemente und Elektrolyte dem Körper wieder zur Verfügung gestellt. Die Schleimhaut des Dickdarms ist durchsetzt von Drüsenausgängen und Spezialzellen, die Becherzellen genannt werden. In diesen werden große Mengen an Schleim produziert, der für die Gleitfähigkeit des Darminhalts verantwortlich ist. Zwischen Drüsen- und Becherzellen befindet sich ein dichter Teppich aus feinen Flimmerhärchen, die auch im Dickdarm noch Mikrobestandteile aus der Nahrung aufnehmen können.
Durch kräftige peristaltische Wellen wird der Darminhalt immer weiter in Richtung Darmausgang befördert. Sogar hier in der Schleimhaut des Dickdarmendes wird nochmals Wasser zurückgewonnen und Schleim gebildet. Spezielle Bakterien verwandeln die nicht weiter verwertbaren Nahrungsreste – vor allem Ballast- und Faserstoffe – in Kot. Dieser wird dann zum Mastdarm transportiert und durch einen Reflex über den After ausgeschieden.

Der Darm als Teil des Immunsystems

Vielen Menschen ist wahrscheinlich gar nicht bekannt, dass der Darm auch eine wesentliche Rolle bei der Körperabwehr spielt. Genauso wie der Haut kommt dem Darm eine Grenzfunktion zu. Er bildet gewissermaßen eine Barriere, durch die das Körperinnere vor unerwünschten Eindringlingen geschützt wird. Dabei spielt die sogenannte Darmflora eine wichtige Rolle. Sie bildet ein komplexes Netzwerk, das aus verschiedensten Abwehrmolekülen, Abwehrzellen sowie aus Darmbakterien besteht.

Der Darm bildet einen wichtigen Bestandteil des Immunsystems. Um diese wichtige Aufgabe im Körper optimal erfüllen zu können, muss er gesund sein.

Natürliche Bakterien der Darmflora

Bei den Bakterien der Darmflora handelt es sich keineswegs um Krankheitserreger, sondern um diejenigen Keime, die natürlicherweise im Darm vorhanden sind. Eine ihrer Aufgaben ist es, die Nahrungsreste zu verdauen, die von den Verdauungssäften nicht aufgeschlossen werden konnten. Außerdem entsteht durch die Tätigkeit dieser Bakterien Vitamin K, das bei der Blutgerinnung eine wichtige Rolle spielt. Ihre wichtigste Funktion aber ist es, den Darm vor dem Überhandnehmen körperfremder Mikroorganismen zu bewahren. Das hält Krankheiten vom Körper fern. Der Darm und seine Bakterienflora bilden eine physiologische Einheit. Störungen in dem Gefüge können zu vielfältigen Beeinträchtigungen des Stoffwechsels führen.

Die bekanntesten Mikroorganismen, die den Darm besiedeln, sind die Kolibakterien. Zur intakten Darmflora zählen z. B. auch Proteuskeime und Staphylokokken (nicht krank machende Arten). Diese nützlichen Darmkeime kommen im Dickdarmbereich in verhältnismäßig gesehen großen Mengen vor. Pro Gramm Darminhalt findet man dort ungefähr eine Milliarde Bakterien oder sogar ein Vielfaches davon.

> Die Nahrung wird während des Verdauungsprozesses in zahlreichen Schritten zerkleinert und aufgespalten, bis sie schließlich für die Körperzellen verwertbar ist. Dabei leisten Magensäure, verschiedenste Enzyme und Verdauungssäfte Schwerstarbeit.

Nützliche und schädliche Bakterien im Gleichgewicht

Zusammen mit dem Gesamtorganismus funktioniert die Darmflora als ökologisches System, dessen Gleichgewicht für die Gesundheit von enormer Bedeutung ist. Doch gibt es Faktoren, die diese Balance stören können. Vor allem Medikamente wie Antibiotika und Kortison bringen das Ökosystem Darm aus dem Tritt. Antibiotika sind entwickelt worden, um für den Menschen schädliche Bakterien abzutöten, leider greifen sie aber auch die nützlichen Darmbakterien an. Wird bei einer Antibiotikabehandlung ein Großteil der natürlichen Darmbakterien abgetötet, dann verschiebt sich das Verhältnis der einzelnen Keimarten, und es kommt zu einem verstärkten Wachstum von krank machenden Erregern, die von der Darmflora nicht mehr in Schach gehalten werden können. Lesen Sie dazu auch die Kapitel »Angriffe auf den Darm« (Seite 12ff.) und »Kranker Darm – kranker Körper« (Seite 28ff.).

Peyersche Plaques unterstützen die Abwehr im Dünndarm

Es sind nicht allein die natürlichen Darmbakterien, die für eine reibungslose Verdauung sorgen und den Körper vor Krankheitserregern schützen. Die Immunabwehr des Darms ist noch viel differenzierter und umfasst weitere wichtige Systeme. Eines davon sind die Peyerschen Plaques, kleine Lymphknoten, die die gesamte Darmschleimhaut durchziehen. Im Dünndarm kommen sie jedoch besonders konzentriert vor und bilden ein Immungeflecht von mehreren Zentimetern Länge. Die Peyerschen Plaques stehen sozusagen an vorderster Front der Abwehr. Ähnlich wie die Rachen- und Gaumenmandeln in der Mundregion halten sie schädliche Eindringlinge ab und sind unentbehrlich für den immunologischen Status des Organismus.

Spezialist für Schwerverdauliches – der Blinddarm

Der Blinddarm befindet sich am Übergang vom Dünndarm zum Dickdarm. Er ist nur wenige Zentimeter lang und bildet eine kleine Tasche, die in einem fingerförmigen Endstück mündet. Dieses Endstück wird auch Wurmfortsatz oder lateinisch Appendix genannt. Der Wurmfortsatz ist der Teil des Darms, der so häufig dem Skalpell des Chirurgen zum Opfer fällt. Früher dachte man, dass es sich bei Blinddarm und Wurmfortsatz um völlig überflüssige Darmteile handle, die in der Entwicklungsgeschichte der Menschheit eine Funktion gehabt haben mochten, heute aber keine Rolle mehr spielen. Das Gegenteil ist jedoch der Fall:

Der Blinddarm ist nämlich ein absoluter Spezialist für die Aufbereitung besonders schwer verdaulicher Stoffe, die wir auch heute durchaus noch zu uns nehmen. Darüber hinaus kommen dem Blinddarm mit seinem Anhängsel, dem Wurmfortsatz, ebenso wichtige Funktionen bei der örtlichen Immunabwehr zu. Außerdem befinden sich in diesem Darmabschnitt zahlreiche Lymphknoten. Vor diesem Hintergrund operiert man heute wirklich nur dann, wenn eine akute Entzündung vorliegt.

Die Verschiedenartigkeit der Nahrung stellt hohe Anforderungen an das Verdauungssystem. Die Nahrung muss zerkleinert und mit Enzymen und Verdauungssäften durchmischt werden, damit ihre einzelnen Bestandteile herausgelöst und dem Körper zur Verfügung gestellt werden können. Darüber hinaus kommt dem Verdauungstrakt auch eine große Bedeutung als Teil des Abwehr- bzw. Immunsystems zu.

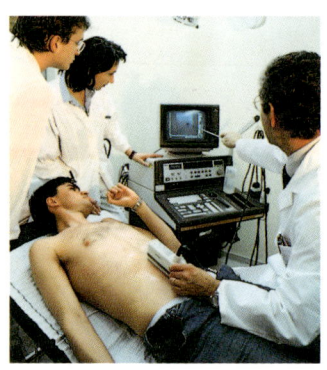

Oft gibt erst die Ultraschall-diagnose Aufschluss über mögliche Störungen im Magen-Darm-Trakt.

Angriffe auf das Organ Haut

Jeder reagiert anders

Wann ist man darmkrank? Die subjektiven Bewertungen von Verdauungsproblemen sind ebenso facettenreich wie Menschen verschieden sind. Empfindliche Personen fühlen sich schon bei kleinsten Irritationen wie beispielsweise leichten Blähungen und etwas Völlegefühl richtig krank. Andere hingegen haben vielleicht schon jahrelang immer wieder massive Probleme wie starkes Sodbrennen oder hartnäckige Verstopfung und werten das nicht als besondere Beeinträchtigung ihres Wohlbefindens.

Unterschiedliche Wahrnehmung der Befindlichkeit

▶ Ein Mann geht zum Arzt, weil er nach dem Genuss von Zitrusfrüchten öfter aufstoßen muss. Nach eingehender Untersuchung, bei der keine körperliche Störung festgestellt werden kann, lautet die Empfehlung an den Patienten, in Zukunft Zitrusfrüchte zu meiden und den Vitamin-C-Bedarf des Körpers durch andere Quellen zu decken.

▶ Eine Frau geht zur Krebsvorsorge zu ihrem Frauenarzt. Beim Gespräch mit dem Arzt stellt sich heraus, dass die Patientin schon seit Monaten regelmäßig Abführmittel einnimmt, weil sie unter hartnäckiger Verstopfung leidet. Auch bei der anschließenden Untersuchung des Bauches ertastet der Arzt starke Verhärtungen und Verspannungen, die von der Patientin als sehr schmerzhaft beschrieben werden. Auf die Frage, warum sie sich nicht schon eher habe untersuchen lassen, antwortet die Frau, sie habe das nicht als Krankheit empfunden, sondern gemeint, dass sie sich damit einfach abfinden müsse, weil es wohl zu ihrem Leben gehöre.

Störungen im Darm werden häufig erst nicht ernst genommen. Auch die Tatsache, dass andere Krankheiten wie Hautausschläge oder Gelenkrheumatismus ihre Ursachen in einer Darmfunktionsstörung haben können, ist vielen immer noch nicht bekannt.

Diese beiden einfachen Beispiele demonstrieren den extremen Unterschied zwischen über- und unterempfindlichen Menschen, bzw. die individuelle Akzeptanz von Krankheit und Befindlichkeitsstörungen. Gerade deshalb ist es für den Einzelnen oft schwierig, seine eigene Situation richtig einzuschätzen und zu erkennen, wann bestimmte Probleme einer Behandlung oder zumindest der sorgfältigen Beobachtung bedürfen. Vor allem, weil sich manche Beschwerden ganz langsam über einen langen Zeitraum hinweg entwickeln, ist es sinnvoll, mit Hilfe eines standardisierten Fragenkatalogs rückblickend die eigene Befindlichkeit zu analysieren.

Falsche Ernährung schadet der Verdauung

Typisch für unsere Zeit sind Ernährungsfehler und einseitige Essgewohnheiten. Während einerseits die hohe Kunst der Küche noch nie so viele Triumphe feiern konnte wie heute, sieht der tägliche Kostplan des Durchschnittsbürgers aus ernährungswissenschaftlicher Sicht einfach katastrophal aus. Noch die Generation unserer Eltern und Großeltern hat sich wesentlich gesünder ernährt, obwohl für die tägliche Nahrung meist viel weniger Geld zur Verfügung stand und in den Großfamilien häufig wenig Essen für viele hungrige Mäuler reichen musste.

Resultat der Wohlstandsgesellschaft

Heute ist gerade das Gegenteil der Fall: Magere Kost oder gar Hungerzeiten sind für die meisten von uns kein Thema. Wir können aus einem reichhaltigen Angebot an verschiedensten Nahrungsmitteln nach Belieben auswählen – und tun das auch ohne zu zögern. Nahrung jeglicher Art steht ständig zur Verfügung und bedeutet für die meisten von uns auch ständige Verführung. Das Resultat ist: Wir essen zu viel, zu oft, zu schnell, zu falschen Zeiten und darüber hinaus auch noch die falschen Dinge.

Was ist normal? Gerade in der Beurteilung der Stuhlbeschaffenheit haben viele Patienten Schwierigkeiten, da sie nur ihre eigenen Ausscheidungen kennen. Das kulturelle Tabu, sich mit Ausscheidungen zu beschäftigen oder darüber zu reden, verhindert einen objektiven Vergleichsmaßstab.

Die wichtigsten Ernährungsfehler

Ebenso wie die Wurzeln von Pflanzen entzieht auch der Verdauungsapparat seiner Umgebung Nährstoffe. Beide Systeme sind dadurch auch anfällig für Giftstoffe, die aus der Umgebung an sie herangetragen werden.

▶ Statt naturbelassener, einfacher Kost in maßvoller Menge nehmen wir üppige Mahlzeiten zu uns und machen von dem Überfluss an Nahrungs- und Genussmitteln hemmungslos Gebrauch: Im Durchschnitt konsumieren wir pro Kopf und Jahr 90 Kilogramm Fleisch, 90 Liter (meist gesüßte) Erfrischungsgetränke, 100 Liter Kaffee und 170 Liter alkoholische Getränke!

▶ Rüben, Kraut, Äpfel und Kartoffeln im Winter, Beeren, Birnen und Pflaumen im Spätsommer – früher war das Nahrungsmittelangebot davon abhängig, was auf dem einheimischen Boden wuchs und entsprechend der Jahreszeit geerntet werden konnte. Das war auch gut so, denn der Organismus hatte sich in vielen Generationen darauf eingestellt und konnte diese Nahrungsmittel optimal verwerten. Ganz anders heute: Mango, Ananas und andere fremdartige, aber auch bekannte Früchte und Gemüse aus der ganzen Welt werden rund ums Jahr angeboten. Für unseren Darm bedeutet das, dauernd neuen Reizen ausgesetzt zu sein und sich mit Nahrungsmitteln auseinandersetzen zu müssen, die ihm zunächst noch völlig fremd sind und die er vielleicht auch nicht so gut verträgt.

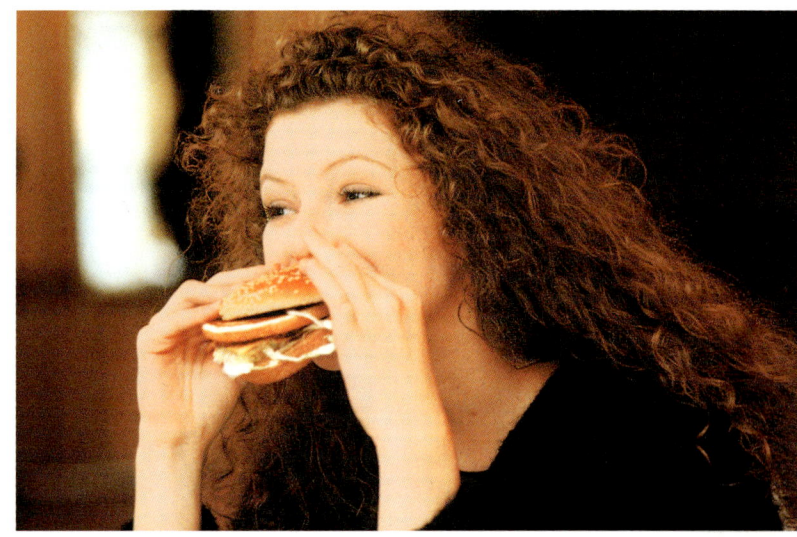

Fastfood gehört für viele Menschen zum Ernährungsalltag. Zu schnell und zu fett essen belastet den Darm. Das kann zu Verstopfung, Blähungen, Völlegefühl und Magendruck führen.

▶ Durch die modernen Ernährungsgewohnheiten passiert es häufig, dass unser Verdauungssystem kaum zur Ruhe kommt. Statt ihm die dringend benötigte Pause von einigen Stunden zwischen den Mahlzeiten zu gönnen, wird es ständig »gefüttert«: Frühstück, zweites Frühstück, Mittagessen, zwischendurch Kaffee, Kuchen oder Schokolade, hier ein paar Bonbons, dort ein Eis, Abendessen, schließlich Bier, Wein, Chips und Nüsse vor dem Fernseher. Bis der Darm endlich ruhen darf, ist es oft nach Mitternacht. So bleibt kaum Zeit für die Regeneration des Verdauungssystems.

▶ »Zeit ist Geld« – nach diesem Motto versuchen wir auch beim Essen, Zeit zu sparen. Dementsprechend ist alles »in«, was schnell und schnelllebig ist. Nicht umsonst heißt es deshalb Fastfood, also »Schnellspeise«. Statt in Ruhe und konzentriert das Essen einzunehmen, richtig zu kauen und jeden Bissen in Muße zu genießen, schlingen wir alles hastig herunter, stopfen »schnell, schnell« im Vorbeigehen ein Würstchen oder einen Hamburger in uns hinein, noch ein paar Pommes frites und ein Glas Limonade hinterher und wundern uns dann, dass alles wie Steine im Magen liegt.

▶ Vieles ist in der modernen Gesellschaft vollkommen verdreht. Dazu gehören auch die Essenszeiten. Es gibt nicht wenige Menschen, die den ganzen Tag durch die Gegend hasten und nur literweise Kaffee trinken. Erst in den späten Abendstunden wird dann »richtig« gegessen. Ausgiebig, oft zu fett und häufig mit Suppe und Nachspeise. Die Verdauungsorgane sind dann natürlich hoffnungslos überfordert.

▶ Die Speisen, die sich auf den Tellern finden, sind oft alles andere als bekömmlich, gut verdaulich oder reich an gesunden Stoffen: Fette Braten und Saucen, Obst und Gemüse aus der Konservenbüchse, kalorienreiche Beilagen, große Mengen an süßen Nachspeisen wie Kuchen, Pudding oder Eis.

Basis für viele Störungen

Dass bei solchen Ernährungsgewohnheiten der Darm überlastet wird, ist nicht verwunderlich. Letztlich führt ein solcher Lebensstil zu den verschiedensten Krankheiten. Schon Hippokrates wusste, dass »alles

Die verschiedenen Vorgänge der Verdauung sind genauestens aufeinander abgestimmt. Schlechte Ernährungsgewohnheiten bringen dieses empfindliche System leicht aus dem Gleichgewicht.

Übel im Darm wohnt«, und damit erkannte der griechische Arzt Zusammenhänge, die auch für die Gesundheitsprobleme der heutigen Zeit ausgesprochen typisch sind. Durch falsche Ernährung und einen geschädigten Verdauungsapparat wird einem Großteil der sogenannten Zivilisationskrankheiten der Weg bereitet – Verstopfung, Magen-Darm-Probleme, Fettstoffwechselstörungen, Zuckerkrankheit, Herz-Kreislauf-Erkrankungen, Hautstörungen, Infektanfälligkeit, psychische Probleme und viele andere Beschwerden.

Weitere Darmfeinde

Doch nicht nur die Art wie wir uns heute ernähren, setzt dem Darm zu. Auch die sonstigen Lebensgewohnheiten wirken sich häufig ungünstig auf die Verdauung aus.

Stress

Schadfaktor Nummer Eins ist dabei der Stress. In unserer leistungsorientierten Gesellschaft ist eine hektische Lebensweise weit verbreitet: Die Menschen hetzen zu ihrem Job, sind am Arbeitsplatz häufig großen psychischen Belastungen ausgesetzt, und jagen wieder nach Hause, um dann sogar in ihren Freizeitaktivitäten unter Termindruck zu geraten. Daneben soll auch noch die Hausarbeit erledigt werden und Zeit für die Familie bleiben. Für Ruhe, Ausgeglichenheit und Entspannung bleibt da kein Raum. Diese ständige Rastlosigkeit beeinträchtigt das vegetative Nervensystem, was sich u. a. auf die Darm-tätigkeit auswirken kann. Eine große Zahl von Menschen leidet deshalb unter einem »Reizdarm«, im medizinischen Sprachgebrauch auch irritables Kolon genannt. Stuhlverstopfung und Durchfall wechseln sich bei dieser Störung ab. Es kann ein permanentes Druckgefühl im Bauchraum auftreten, manchmal leiden die Patienten sogar unter ko-likartigen Erscheinungen. Oft beginnt diese Krankheit mit zunächst leichten, kaum wahrnehmbaren Beschwerden. Bei anhaltendem Stress verstärken sich die Symptome jedoch und können im Lauf der Zeit

Das Wohlbefinden eines Menschen kann noch relativ gut sein, auch wenn der Darm schon lange überfordert ist. Es gibt jedoch auch dann viele Anhaltspunkte, die darauf hinweisen, dass der Organismus in Gefahr steht, zu erkranken.

chronisch werden. Dann reichen schon geringste Anlässe, ein etwas üppigeres Mahl, eine Tasse stärkeren Kaffees, eine größere körperliche Anstrengung, und der Darm macht sich mit vehementen Reizbeschwerden bemerkbar.

Alkohol, Kaffee und Zigaretten

Dem Stress und den Anforderungen des Alltags versuchen viele Menschen mit Hilfe von Genussmitteln ein Stück weit zu entkommen. Am beliebtesten sind Alkohol und Nikotin. Die Deutschen rangieren beim Alkoholkonsum weltweit an erster Stelle, und trotz zahlreicher Antiraucherkampagnen gewinnt die Zigarette – vor allem bei Frauen und Jugendlichen – wieder zunehmend an Beliebtheit. Direkt wirken diese Genussgifte auf die Leber bzw. die Lunge, indirekt beeinflussen die schädlichen Stoffe im Tabakrauch und im Alkohol auch die Gefäß- und Nervenversorgung des Verdauungssystems. Wie stark diese Wirkung sein kann, erleben viele, die aus voller Abstinenz heraus ein Glas Wein trinken oder Zigarettenrauch auf Lunge inhalieren. Der Darm reagiert prompt und antwortet auf die starke Stimulation mit heftiger Tätigkeit, die sich in akutem Durchfall äußern kann. Der gleiche Effekt setzt übrigens ein, wenn jemand zum ersten Mal eine Tasse starken Bohnenkaffees zu sich nimmt. Durch diese Beispiele wird offensichtlich, wie groß die Reizwirkung von Genussmitteln ist.

Gefährliche Gewöhnung

Zwar gewöhnt sich der Körper durch wiederholten Konsum an diese Substanzen und lernt, sie zu verarbeiten, doch das stellt eine ständige Zusatzbelastung dar, die auch den Darm langfristig überfordert und in seiner normalen Funktion erheblich beeinträchtigen kann. Der Gewöhnungseffekt wirkt sich schließlich auch darin aus, dass die Genussmittel Koffein und Nikotin gezielt als Abführmittel gebraucht werden: Ohne die Zigarette und die Tasse starken Kaffees gleich nach dem Aufstehen kommt bei vielen Menschen die Darmtätigkeit den ganzen Tag nicht in Gang.

Das vegetative Nervensystem kann nicht willentlich beeinflusst werden. Aber es steuert körperinterne Vorgänge und hält alle wichtigen Organtätigkeiten aufrecht. Es regelt die Atmung, den Kreislauf, die Verdauung, den Stoffwechsel und viele andere Körpertätigkeiten.

Schließlich weiß man von den Schadstoffen im Zigarettenrauch schon seit langem, dass sie langfristig die Durchblutung in den feinen Haargefäßen eklatant verschlechtern und das Immunsystem schwächen. Das betrifft natürlich auch die Durchblutung der Darmschleimhaut sowie das Abwehrsystem, das sich dort befindet. Nicht ganz so dramatisch sind die Auswirkungen von Kaffee und Alkohol – immer vorausgesetzt, dass sie in Maßen konsumiert werden. Bei Rotwein kann man sogar eine positive Wirkung auf die Schleimhäute des Verdauungstrakts und die Blutbahnen beobachten. Bedingt ist dies durch den hohen Anteil an Gerbstoffen, die die Schleimhäute widerstandsfähiger machen und an den Wänden der Blutgefäße eine reinigende und schützende Wirkung entfalten.

> Keiner kann heute noch den Schadstoffen aus der Umwelt entgehen. Giftige Pflanzenschutz- und Schädlingsbekämpfungsmittel haften Obst und Gemüse an und sind leider zunehmend auch im Trinkwasser nachweisbar. Genussgifte wie Kaffee, Nikotin und Alkohol lassen sich allerdings leicht vermeiden.

Angegriffene Darmflora durch Medikamente

Ebenso wie Nahrungsmittel müssen auch alle anderen Substanzen, die über den Mund in den Körper gelangen, im Verdauungstrakt verarbeitet werden. Das gilt natürlich auch für Medikamente, die man in Form von Tabletten oder Tropfen einnimmt. Viele Stoffe in Arzneimitteln haben dabei einen direkten Einfluss auf Magen und Darm und können zahlreiche Beschwerden und Verdauungsstörungen verursachen. So weiß man z. B., dass Azetylsalizylsäure – dieser Wirkstoff ist in vielen Schmerzmitteln enthalten – zu Magen- und Darmreizungen führen kann. Bei empfindlichen Menschen kann durch eine höhere Dosierung dieser Substanz sogar eine Magenblutung ausgelöst werden. Doch auch an sich harmlose Stoffe wie Magnesium oder Eisen sind in manchen Fällen an Verdauungsproblemen beteiligt. Wer Magnesiumpräparate in zu hoher Dosierung einnimmt, kann davon Durchfall bekommen. Beim Schlucken von Eisentabletten besteht das Risiko einer zuweilen hartnäckigen Verstopfung. Auch Vitamine, etwa das für den Organismus so wichtige Vitamin C, bewirken in konzentrierter Form nicht selten Verdauungsschwierigkeiten. Lesen Sie deshalb genau den Beipackzettel, und halten Sie sich an die vorgeschriebene Dosierung. Auch sollte man sich beim ersten Auftreten von Nebenwirkungen mit dem Arzt oder Apotheker in Verbindung setzen.

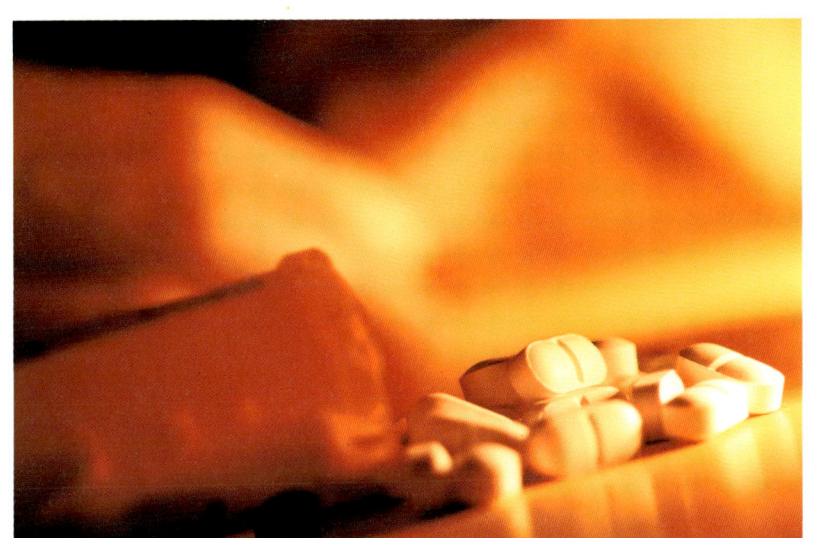

Antibiotika schaden leider nicht nur den krankheitserregenden Bakterien, sondern töten auch die nützlichen Bakterien im Darm ab.

Antibiotika stören das Gleichgewicht

Einen besonders großen Einfluss auf die Darmfunktion haben jedoch Antibiotika. Bei dieser Medikamentengruppe handelt es sich um Wirksubstanzen, die in der Lage sind, Bakterien zu zerstören oder sie in ihrer Vermehrung zu hemmen. Bei krank machenden Keimen, die gefährliche Infektionskrankheiten wie beispielsweise Scharlach oder eine eitrige Mittelohrentzündung auslösen, ist diese Wirkung ausgesprochen nützlich und segensreich. Allerdings beschränkt sich der antibiotische Effekt nicht nur auf schädliche Bakterien. Leider werden auch die nützlichen Bakterien geschädigt, die sich in großer Menge auf der Darmschleimhaut befinden und die gesunde Darmflora ausmachen. Werden zu viele Darmbakterien abgetötet, verschiebt sich das biologische Gleichgewicht im Darm und die Verdauungsfunktionen werden gestört. Nicht nur die Aufspaltung der Nahrung ist dann behindert, sondern auch die Aufnahme von Nährstoffen ins Blut und sogar der Transport des Nahrungsbreis durch den Körper. Wer schon mal eine Behandlung mit Antibiotika durchführen musste – und das sind sicher die meisten –, der weiß, dass es schon in den ersten Tagen der Einnahme zu verschiedensten Symptomen wie Sodbrennen,

Wenn die Ernährung vollwertig und ausgewogen gestaltet wird, besteht nur in den seltensten Fällen die Notwendigkeit, Vitamine, Mineralstoffe und Spurenelemente durch entsprechende Präparate zu ergänzen.

Antibiotika sind Stoffe, die bakterielle Infektionen bekämpfen. Leider können sie nicht zwischen den schädlichen Keimen der Infektion und den nützlichen der normalen Darmflora unterscheiden. Daher können sie das biologische Gleichgewicht im Darm empfindlich stören. Produkte, die Milchsäurebakterien enthalten, wie z. B. Joghurt, helfen dabei, den Schaden in Grenzen zu halten. Es ist jedoch zu beachten, dass zwischen der Einnahme des Antibiotikums und der Aufnahme von Joghurt mindestens zwei Stunden vergehen sollten, da sonst die Wirkung des Antibiotikums beeinträchtigt werden kann.

Blähungen, Magendrücken und Durchfall kommen kann. Nach Abschluss der Therapie werden die Beschwerden zwar in der Regel schwächer, doch können sie in abgemilderter Form oft über Wochen und Monate bestehen bleiben und damit das Allgemeinbefinden erheblich beeinträchtigen. Wenn das der Fall ist, werden die gewohnten Speisen und Getränke schlechter vertragen, es besteht ein permanentes Völlegefühl, und man hat auf nichts mehr richtig Appetit. Damit diese Nebenwirkungen einer Antibiotikabehandlung möglichst gering gehalten oder sogar vermieden werden, sollten Sie schon frühzeitig, also bei Beginn der Medikamenteneinnahme, vorbeugende Maßnahmen ergreifen, die zu einer Regeneration der Darmflora beitragen (siehe Kapitel »Darmsanierung«, Seite 42ff.).

Beschwerden bei gestörter Darmfunktion

Blähungen, Verstopfung, Durchfall, Bauchschmerzen – das alles sind Signale dafür, dass im Verdauungstrakt etwas in Unordnung geraten ist. Dabei kann es sich um kleine Unregelmäßigkeiten handeln, die nur kurzzeitig auftreten und das Wohlbefinden nicht nachhaltig beeinträchtigen, z. B. bei einer Reise oder wenn ein Klimawechsel stattgefunden hat.

In solch einer Situation muss sich der ganze Organismus, und damit auch die Verdauung, an die neuen Gegebenheiten anpassen, was nicht immer sofort und ganz ohne Probleme gelingt. Die Beschwerden lassen sich in diesen Fällen mit relativ einfachen Maßnahmen wie beispielsweise Kurzdiät, Teekur und Wärmeanwendungen beseitigen. Um Anpassungsschwierigkeiten handelt es sich auch bei den Verdauungsstörungen, die bei Neugeborenen so häufig auftreten. In den ersten Lebenswochen leiden viele Säuglinge unter den sogenannten Drei-Monats-Koliken. Das sind Blähungen und Bauchschmerzen, die entstehen, weil das Verdauungssystem noch nicht ganz ausgereift ist und die Nahrung – manchmal sogar auch die Muttermilch – noch nicht richtig verwertet werden kann. Sind die ersten drei Monate vorbei, verlieren sich die Beschwerden meist ganz von selbst. Viele Darmerkrankungen sind also völlig harmlos und heilen nach kurzer Zeit fast von selbst wieder aus.

Ernsthafte Darmerkrankungen erkennen

Manchmal können aber scheinbar banale Symptome auch Signale ernsthafter Erkrankungen sein. Je frühzeitiger diese dann erkannt und eingeordnet werden, desto größer ist die Chance, gefährliche Krankheiten wie eine schwere, chronische Darmentzündung oder gar einen Darmkrebs rechtzeitig zu behandeln und damit auch zu heilen.
Hier stellen wir Ihnen die wichtigsten Krankheitszeichen von Darmerkrankungen in alphabetischer Reihe vor und erklären Ihnen, welche Störung den Symptomen zugrunde liegt.

Bauchschmerzen

Bauchschmerzen sind ein sehr vielschichtiges und ernst zu nehmendes Symptom. Sie äußern sich in unterschiedlichster Weise, z. B. als heller stechender oder dumpf-bohrender Schmerz, als wellenartiger Kolikschmerz oder als dauernder Druckschmerz, und treten in verschiedenen Schweregraden auf. Die Schmerzen entstehen durch einen entzündlichen Prozess, eine Dehnung des Darms oder durch ein krampfartiges Zusammenziehen der Muskulatur. Sie können im Ober- oder im Unterbauch angesiedelt sein und in andere Bereiche, wie z. B. in den Rücken oder in die Beine ausstrahlen.
Die Ursachen für Bauchschmerzen sind ebenso vielfältig wie das Erscheinungsbild. Durchfallerkrankungen, Verstopfung, Entzündungen (Blinddarm), Tumore oder Narben nach einer Operation können die Auslöser sein. Auch die Nachbarorgane des Darms wie Nieren, Blase oder die weiblichen Geschlechtsorgane können Schmerzen verursachen. Auch bei psychischen Belastungen kann es zu starken Bauchschmerzen kommen. Die Art und der Ort des Schmerzes im Bauch geben einem erfahrenen Arzt wichtige Anhaltspunkte, mit deren Hilfe er eine Verdachtsdiagnose für die auslösende Erkrankung stellen kann.

Länger anhaltende Verdauungsbeschwerden sollten auf jeden Fall durch einen Arzt begutachtet werden. Er kann entscheiden, ob eine ernsthafte Erkrankung vorliegt und welche Maßnahmen getroffen werden müssen, damit das Wohlbefinden wiederhergestellt wird.

Blähungen

Der sogenannte Meteorismus, so der medizinische Fachbegriff für Blähungen, entsteht durch einen vermehrten Gasgehalt im Darm. Blähungen können durch Fäulnisprozesse, Medikamente oder Nahrungsunverträglichkeiten (Überempfindlichkeit gegen Milchzucker, Lebensmittelallergie) hervorgerufen werden. Die häufigste Ursache sind jedoch blähende Speisen, wie z. B. Hülsenfrüchte oder Kohlarten. Die unangenehme Gasbildung erfolgt vor allem im Dickdarm und zwar besonders dann, wenn Nahrungsreste zu langsam weitertransportiert und verarbeitet werden und damit zu lange im Innern des Darms verweilen. Bei manchen Betroffenen sind die Blähungen so ausgeprägt und mit solcher Hartnäckigkeit vorhanden, dass sich daraus ein richtiger »Blähbauch« entwickelt. Der medizinische Fachausdruck dafür lautet Roemheld-Syndrom. Durch Darmgase wird der Bauch so aufgebläht, dass er fast wie bei einer schwangeren Frau aussieht. Typische Beschwerden sind ein ausgeprägtes Druckgefühl, Übelkeit, Appetitverlust, manchmal sogar Atembeschwerden, weil die Darmgase von unten auf das Zwerchfell drücken.

Blähende Speisen wie z. B. die meisten Kohlarten gären im Darm besonders stark und führen damit zu den häufig schmerzhaften Blähungen. Aber auch schwer verdauliche Weißmehlprodukte, Milch und Käse können die Beschwerden verursachen.

Blutung

Blutungen aus dem Verdauungstrakt sollten immer ernst genommen werden. Eine sofortige Untersuchung durch einen Arzt ist unbedingt notwendig.

Ursachen für Darmblutungen können Verletzungen, Geschwüre, Entzündungen oder Tumore sein. Art und Farbe des Blutes geben oft einen Hinweis darauf, in welchem Abschnitt des Verdauungstrakts die Blutung auftritt und welche Grunderkrankung ihr möglicherweise zugrunde liegt. Schwarze »Teerstühle« bilden sich, wenn Salzsäure das Blut zersetzt. Sie stammen also meist aus dem Magen. Hellrotes Blut, das dem Stuhl aufgelagert ist, lässt eine Erkrankung des Enddarms oder Afters (z. B. Hämorrhoiden) vermuten. Blut aus höheren Darmabschnitten ist dagegen oft nicht sichtbar (okkultes = verstecktes Blut) und kann nur mit speziellen Tests nachgewiesen werden.

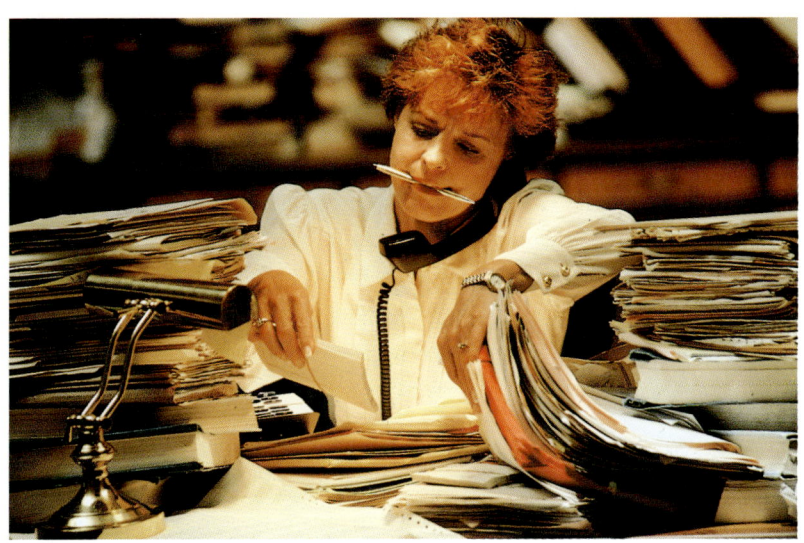

Berufliche oder private Stresssituationen können die Darmfunktion stark beeinträchtigen. Sowohl Durchfall als auch Verstopfung kann die Folge sein.

Durchfall

Beim Durchfall – medizinisch Diarrhö – wird die Nahrung nicht mehr richtig verdaut und zu schnell durch den Darm transportiert. Durch eine Reizung der Darmschleimhaut, der unterschiedlichste Ursachen zugrunde liegen können, gelangen große Sekretmengen in den Darminhalt, die ihn verflüssigen. Eine Durchfallerkrankung kann durch folgende Störungen verursacht werden:

▶ Die Bewegungen des Darms sind – z. B durch Medikamente, seelische Faktoren wie Stress, Angst, Alkohol- und Nikotinkonsum – verstärkt, die Nahrung wird zu schnell weitertransportiert.

▶ Die Darmschleimhaut kann die Nahrungsbestandteile nicht aufnehmen. Meist sind Entzündungen, etwa durch Bakterien, Viren oder Parasiten ausgelöst, die Ursache.

▶ Dem Darm fehlt aufgrund eines Enzymmangels die Möglichkeit, die Nahrung aufzuspalten.

▶ Der Darm reagiert als Begleitsymptom anderer Krankheiten, wie z. B. einer Nierenbeckenentzündung, mit Durchfall.

▶ Nahrungsmittelallergien wie die Unverträglichkeit des Getreideeiweißes Gluten führen oft zu chronischen Durchfallerkrankungen.

Der Hämokkulttest ist ein einfaches Verfahren, mit dessen Hilfe Blut im Stuhl nachgewiesen werden kann, auch wenn es nicht sichtbar ist. An drei aufeinander folgenden Tagen werden mit Hilfe eines Spatels Stuhlproben auf ein Testbriefchen gestrichen. In jeder Arztpraxis kann innerhalb weniger Minuten festgestellt werden, ob in den Proben Blutspuren vorhanden sind.

Typische Erreger akuter Darminfekte

▶ Salmonellen

▶ Staphylokokken

▶ Shigellen

▶ Amöben

▶ Kolibakterien

▶ Clostridien

▶ Viren

Diese Erreger können zu unterschiedlichen Infekten führen. Von Lebensmittelvergiftungen und Sommerdiarrhö reichen die Krankheitsbilder bis hin zu Typhus und Ruhr. Als Symptome treten meist Durchfälle, Fieber, krampfartige Bauchschmerzen, Übelkeit und Erbrechen auf.

Nicht auf die leichte Schulter nehmen

Darminfekte, die durch Bakterien verursacht werden, zeigen meist folgende Symptome: Übelkeit, Erbrechen, Fieber, Durchfall.

Bei Durchfallerkrankungen kommt es immer zu einem vermehrten Flüssigkeitsverlust und zu einer Unterversorgung mit Nährstoffen, Vitaminen und Mineralstoffen. Entsprechend sind die Patienten auch müde, abgeschlagen und schwach. In schweren Fällen kann es zu Kreislaufstörungen kommen, da die für die Blutzirkulation wichtigen Mineralstoffe sowie Flüssigkeit verloren gehen. Zu lebensbedrohlichen Zuständen führen länger anhaltender Durchfall und Erbrechen bei Säuglingen und Kleinkindern. Ihr Organismus ist viel weniger belastbar als der Erwachsener, bei Flüssigkeits- und Mineralstoffverlust sind ihre Reserven sehr schnell erschöpft, und der Kreislauf kann kollabieren. Man spricht von einer Dehydratation, einer starken Entwässerung. Die Kinder müssen sofort in ärztliche Behandlung und mit speziellen Nährstofflösungen (Glukose-Elektrolyt-Lösungen) versorgt werden, gegebenenfalls über Infusionen.

Gewichtsabnahme

Gewichtsverlust ist insbesondere bei chronischen Erkrankungen des Verdauungssystems ein ganz typisches Symptom. Die Ursachen sind im Wesentlichen:

▶ Verminderte Nahrungszufuhr durch Appetitmangel oder Übelkeit, die vor allem bei chronischen Magenerkrankungen auftritt.

▶ Mangelhafte Nahrungsverwertung im Darm durch eine unvollständige Aufspaltung oder gestörte Nährstoffaufnahme. Als Ursachen kommen Enzymmangel, Entzündungen oder Durchfall infrage.

Ein Gewichtsverlust kann aber auch Ursachen haben, die nicht direkt mit dem Verdauungssystem in Zusammenhang stehen. So können Stoffwechselstörungen (z. B. eine Schilddrüsenüberfunktion) zu einer gesteigerten Kalorienverbrennung führen und so eine Gewichtsabnahme bewirken. Auch chronische Erkrankungen anderer Organe, wie etwa eine Leberentzündung (Hepatitis), oder auch zehrende Leiden wie Krebs in seinen verschiedenen Formen ziehen fast immer einen deutlichen Gewichtsverlust nach sich.

Verstopfung

Eine Verstopfung heißt im medizinischen Fachjargon Obstipation. Verstopfung bedeutet, dass die Stuhlentleerung zu selten erfolgt und der Stuhl selbst in seiner Konsistenz zu hart ist. Dreimal am Tag – oder alle drei Tage? Ab welcher Stuhlfrequenz spricht man von Obstipation? Das hängt sehr von der individuellen Einstellung, aber auch von kulturellen Gegebenheiten ab. So weiß man z. B., dass die Menschen in Ländern der Dritten Welt sehr häufig Stuhlgang haben (oft mehrmals pro Tag), weil sie sich fast ausschließlich mit Faserkost, also reichlich frischem Obst, Gemüse und Getreide, ernähren. Dagegen kann es bei uns als durchaus normal empfunden werden, wenn der Stuhlgang nur alle zwei bis drei Tage einsetzt.

Krank durch Verstopfung

Allerdings gibt es Formen der Verstopfung, die wirklichen Krankheitswert bekommen, vor allem dann, wenn sie den Betroffenen in seinem allgemeinen Befinden stark einschränken, Folgeerkrankungen nach sich ziehen oder nur noch durch Medikamente zu beseitigen sind.

Obstipation hat ausgesprochen vielfältige Ursachen und kann sowohl akut auftreten, als auch chronisch über viele Monate oder gar Jahre hinweg bestehen. In den selteneren Fällen wird eine Obstipation me-

Auch wenn manch einer vielleicht froh ist, wenn die ungeliebten Pfunde plötzlich purzeln, sollte bei einer Gewichtsabnahme, die nicht auf eine Diät oder eine Ernährungsumstellung zurückzuführen ist, der Arzt aufgesucht werden. Hinter einem spontanen Gewichtsverlust verbergen sich häufig schwerwiegende Erkrankungen.

chanisch ausgelöst, d.h. durch ein Hindernis im Darm wie Tumore, Polypen oder entzündliche Narbenstränge. Dann kann der Darminhalt nämlich nicht weitertransportiert werden.

Ursachen für Verstopfung

Sehr viel häufiger entsteht jedoch eine Verstopfung aufgrund seelischer Faktoren, falscher Lebens- und Ernährungsgewohnheiten sowie durch die Einnahme bestimmter Medikamente. Eine unausgewogene Ernährung mit zu wenig Ballaststoffen und zu viel Zucker, Weißmehlprodukten und Konserviertem sowie mangelnde Bewegung, zu viel Hektik und häufiger Arzneimittelkonsum bewirken eine Trägheit des Darms. Die Darmperistaltik lässt immer mehr nach, und die Passage des Darminhalts stagniert zunehmend. Das führt zu einem regelrechten Teufelskreis. Je länger die Speisereste im Darm verweilen, umso mehr Flüssigkeit wird ihnen entzogen. Dadurch kommt es zu einer Stuhlverhärtung und einer Verstärkung der Obstipation.

Der lange Weg zum Leiden

Bei der chronischen Obstipation entwickeln sich die Symptome meist schleichend und beginnen zunächst mit einem leichten Stuhlverhalt, der von den Betroffenen noch kaum registriert wird. Wenn sich aber diese Darmträgheit zu einer immer länger anhaltenden Verstopfung entwickelt, wird das für die Patienten zu einem echten Problem. Sie versuchen deshalb, dem Leiden mit Abführmitteln zu Leibe zu rücken. Doch der anfängliche Erfolg dieser Medikamente lässt sehr schnell nach, und um dem Darm noch ein Minimum an Bewegung abzuringen, werden immer stärkere Mittel in immer höheren Dosierungen benötigt. Ein Gewöhnungseffekt tritt ein und Medikamentenmissbrauch ist vorprogrammiert. Bei einem längeren Gebrauch der Präparate kann es zu einem erheblichen Verlust von Mineralien wie Kalium und Kalzium kommen. Um von Abführmitteln wieder entwöhnt zu werden, sind langwierige Behandlungen erforderlich, die für die Patienten sehr belastend sind und häufige Besuche beim Arzt nötig machen.

Jede Anwendung von Abführmitteln sollte streng hinterfragt werden und auf den kürzest möglichen Zeitraum beschränkt bleiben. Durch ballaststoffreiche Lebensmittel, Sauermilchprodukte, reichliche Flüssigkeitsaufnahme und Bewegung kann der Darm dauerhaft gesünder in Schwung gebracht werden.

Frauen besonders gefährdet

Zu 90 Prozent sind es Frauen, die bei chronischer Verstopfung zu einer übermäßigen Menge von Abführmitteln greifen. Die Substanzen führen langfristig aber nicht nur zu einem paradoxen Effekt, d. h. die Eigenaktivität des Darms nimmt immer weiter ab, die Verdauung wird immer schlechter. Abführmittel können auch sonst großen Schaden zufügen. Die Auswahl an Abführmitteln, sogenannten Laxanzien, ist reichhaltig. Es gibt Abführtees, Tabletten, Dragees, Früchteriegel, Quellkörner, Rizinuskapseln, Glyzerinzäpfchen und das drastische Glaubersalz. Vor allem Medikamente pflanzlicher Herkunft werden häufig als harmlos eingestuft. Auch hier ist jedoch Vorsicht geboten. Die Wirkstoffe der Pflanzen Senna oder Aloe vera, die in vielen Laxanzien enthalten sind, gelten als darmirritierende Mittel und können bei Dauergebrauch zu schweren Veränderungen des Dickdarmes führen. Aufgrund verschiedener Untersuchungen wird sogar vermutet, dass manche dieser Substanzen Krebs auslösen können.

Ein Mangel an Bewegung schafft auch Müdigkeit im Darm. Stundenlanges Sitzen im Büro, Alltagsstress, Ärger und Sorgen nehmen auch dem Darm den Schwung. Die unverdauten Nahrungsreste bleiben im Körper zu lange liegen.

Völlegefühl

Wenn man sich nach einer ausgiebigen Mahlzeit »voll« und »pappsatt« fühlt, ist das ganz normal und nicht weiter Besorgnis erregend. Denn nach wenigen Stunden ist die Nahrung – vorausgesetzt die Verdauung funktioniert gut – verarbeitet und der Druck im Bauch verschwunden. Es gibt jedoch Formen des Völlegefühls, die nicht so einfach vergehen und zu einer Dauerbelastung werden. Dieses Druck- und Völlegefühl im Bauchraum hängt fast immer mit einer Verstopfung und mit Blähungen zusammen. Man hat das Gefühl, da »steckt etwas fest« und engt die Organe ein. Eine Verzögerung der Verdauung im Dünndarm führt oft zu einem Stau des Speisebreis am Magenausgang. Die Nahrung bleibt länger als nötig im Magen, Gärungs- und Fäulnisprozesse setzen sich in Gang. Aufstoßen ist deshalb eine häufige Begleiterscheinung. Manchmal können große Tumore ein Druckgefühl erzeugen. Deshalb sollten Sie auch dieses Symptom ernst nehmen und sich, wenn es anhält, vom Arzt untersuchen lassen.

Wenn ein Abführmittel einmal notwendig sein sollte, empfehlen sich ballaststoffreiche Präparate. Wichtig in diesem Fall ist es, reichlich zu trinken, da sonst die Ballaststoffe nicht quellen und die Verstopfung noch weiter verschlimmern.

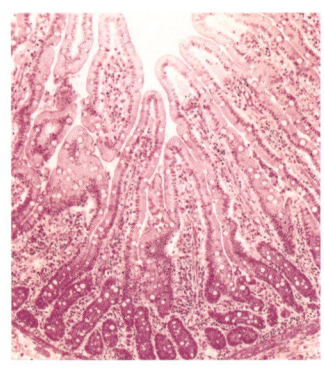

An der Schleimhaut des Dünndarms befinden sich die Darmzotten, dazwischen die sogenannten Krypten.

Je mehr sich der Darminhalt verdichtet, umso schwieriger ist der Weitertransport zu bewerkstelligen. Auf die Dauer entstehen so Fäulnisnester, aus denen ständig krank machende Gifte entweichen.

Kranker Darm – kranker Körper

Darmgifte überschwemmen den Körper

In der Naturheilkunde ist seit Jahrhunderten bekannt, dass sich die Krankheitszeichen einer gestörten Darmfunktion nicht nur auf die bereits beschriebenen Beschwerden wie Verstopfung, Blähungen oder Völlegefühl beschränken. Bei lang anhaltenden Problemen kann letztendlich der gesamte Körper in Mitleidenschaft gezogen werden, was sich in verschiedensten Krankheiten auswirkt. Schuld daran – so sagen Experten aus der Naturheilkunde und der ganzheitlichen Medizin – sind spezielle Darmgifte, von denen es über 50 geben soll. Ammoniak, Aflatoxine (Giftstoffe aus dem Schimmelpilz), Nitrosamine, Fuselalkohole und das Nervengift Cadaverin gehören zu diesen Toxinen. Woher kommen diese Gifte?

Sie entstehen, wenn die aufgenommene Nahrung zu lange im Darminneren verbleibt; dann nämlich, wenn Fäulnisprozesse in Gang gesetzt werden. Dadurch bilden sich wiederum giftige Gase und Alkohole. Diese schädlichen Stoffe entstehen in verstärktem Maße beim Abbau tierischer Eiweiße, also beispielsweise nach dem Verzehr von Fleisch und Wurst.

Altlasten

Je mehr unverdaute Speisereste in den Schleimhauttaschen des Darms hängenbleiben und je hartnäckiger sie sich dem Abtransport entziehen, umso mehr Darmgifte können sich bilden und umso leichter wird der Körper krank. Wegbereiter für diese Sackgasse sind die im Übermaß produzierten Darmgase, die den unverdauten Darminhalt buchstäblich in die Falten und Nischen der Schleimhaut hineinpressen. Was man sich normalerweise kaum vorstellen kann, wird durch diesen Vorgang möglich. Im Darm mancher Menschen befinden sich Kotreste, die Jahrzehnte alt sind.

Die Vergiftung schreitet fort

Diese Kotreste – auch als Kotsteine bezeichnet – bieten einen idealen Nährboden für negative Gärungsprozesse und für Infektionen. Das Gleichgewicht der Darmflora wird durch sie empfindlich gestört und kann weder Krankheitserreger gut abwehren noch die Nahrung optimal verwerten – die Krankheitsspirale wird also laufend in Gang gehalten. Durch die angegriffene Darmschleimhaut dringen die Gärungssäuren und andere Darmgifte in die Blutbahn ein und können so den gesamten Organismus überschwemmen. Das hat vielfältige Konsequenzen, schlägt sich aber zuallererst im Immunsystem nieder. Der Ansturm der Toxine aus dem Darm stellt große Anforderungen an die Körperabwehr, die auf Dauer nicht erfüllt werden können. Auch die Leber und die Nieren als »Entgiftungsfabriken« des Körpers bleiben von der Dauerattacke nicht verschont. Sie werden in ihren Fähigkeiten, das Blut zu filtern und von schädlichen Stoffen zu befreien, nach und nach eingeschränkt. Die Toxine zirkulieren also weiterhin im Organismus und bewirken eine Art schleichende Vergiftung.

Gefährliche Toxine

Man kann die Verdauung als ein ökologisches System ansehen, in dem Stoffwechselmechanismen stattfinden, die manchen Vorgängen in der Natur ganz ähnlich sind. So laufen bei der Verdauung z. B. nahezu identische Verbrennungs- und Gärungsprozesse ab, wie bei der Verrottung von organischem Material – z. B. Blättern und Ästen von Bäumen. Allerdings muss man diese gesunden und lebensnotwendigen Gärungsprozesse von dem krank machenden Vorgang der Fäulnis unterscheiden. Fäulnis entsteht auch in der Natur nur dann, wenn das ökologische Gleichgewicht gestört ist. In so einem Fall stimmt die Zusammensetzung der Materialien nicht mehr, und schädliche Mikroor-

Durch Gärungsvorgänge im Darm und die Überschwemmung des Organismus z. B. mit Fuselalkoholen können auch Menschen, die ihr ganzes Leben alkoholabstinent gelebt haben, einen Leberschaden erleiden.

ganismen nehmen überhand. Vergleichen lässt sich das beispielsweise mit der Erde in einem Blumentopf, die zu schimmeln beginnt, wenn ihr zu wenig Licht und Luft, vielleicht aber zu viel Wasser oder Düngemittel zugeführt wurden oder mit einem Komposthaufen, der zu faulen und stinken beginnt, weil ihm ungeeignete Materialien zugesetzt wurden, etwa gekochte Essensreste oder Tierknochen.

Auch in unserer Verdauung kann die gesunde Gärung in eine krank machende Fäulnis übergehen, wenn der Darm über lange Zeit mit den falschen Stoffen belastet wurde und wenn ihm darüber hinaus regelmäßige Bewegung sowie eine gute Durchblutung, und damit Sauerstoff, fehlen. Wer sich sehr einseitig ernährt und seine tägliche Kost zu stark auf tierische Eiweiße ausrichtet, läuft Gefahr, dass die Verdauung langfristig entgleist und sich Fäulnisgifte bilden, die seinen Körper krank machen können.

Eine enorme Belastung für den Darm: Immer häufiger werden chemische Zusatzstoffe wie Geschmacksverstärker, Konservierungsmittel, Farbstoffe und Stabilisatoren den Nahrungsmitteln hinzugefügt.

Lange Zeit beschwerdefrei

Das Immunsystem ist bekanntlich zu erstaunlichen Leistungen fähig und bringt oft über viele Jahre die Kraft auf, die »Intoxikation« in einem erträglichen Rahmen zu halten. Man merkt zunächst noch nicht allzu viel von der beginnenden Erkrankung oder hat vielleicht nur manchmal das Gefühl, dass man »nicht ganz auf der Höhe ist«. Doch wird der Darm nicht irgendwann von Grund auf saniert und hält das Giftbombardement an, treten im weiteren Verlauf Gesundheitsstörungen auf. Ein Beispiel für den engen Zusammenhang von Krankheitsbild und gestörtem Verdauungssystem ist die Akne. Auslöser für diese Hauterkrankung sind u.a. schädliche Darmbakterien. Auch Probleme mit der Wirbelsäule können zum Teil mit dem Darmtrakt in Zusammenhang stehen: Ein geblähter Bauch wirkt sich äußerst negativ auf den Stützapparat des Menschen aus.

Solche Störungen sind in unserer Gesellschaft ungeheuer verbreitet. Fatal dabei ist, dass viele Probleme gar nicht mit dem Verdauungssystem in Verbindung gebracht werden. Denn wer denkt beispielsweise bei Migräne oder Heuschnupfen daran, dass Verursacher dieses Übels der Darm sein könnte?

Leiden, die im Darm beginnen

Viele Krankheiten können auch durch Funktionsstörungen im Darm mit verursacht sein. Die wichtigsten sind:

▶ Allergien und Asthma

▶ Kopfschmerzen und Migräne

▶ Krankheiten des rheumatischen Formenkreises

▶ Stoffwechsel und Kreislauferkrankungen

▶ Psychische Störungen und Depressionen

Weit verbreitete Krankheiten – Allergien und Asthma

Kaum eine andere Krankheit hat in den letzten Jahren so zugenommen wie Allergien. Experten schätzen, dass in Deutschland etwa 20 Millionen Menschen von den verschiedenen Formen dieser Fehlreaktion des Immunsystems betroffen sind. Was steckt hinter dem Phänomen? Im Grunde genommen ist eine Allergie nichts weiter als eine Überempfindlichkeit des Körpers auf bestimmte Stoffe in seiner Umgebung. Das breite Spektrum dieses Krankheitsbildes reicht von Kontakt- und Lebensmittelallergien bis hin zu Heuschnupfen und Asthma. Wird das Immunsystem durch eine gesunde Darmflora gestärkt, bieten sich auch weniger Angriffsflächen für allergene Stoffe. Allerdings handelt es sich nicht bei jeder Hypersensibilität, also jeder Überempfindlichkeit, gleich um eine Allergie z. B. des Magen-Darm-Trakts. Wenn Sie beispielsweise nach der Einnahme bestimmter Arzneimittel für kurze Zeit Magendrücken bekommen, muss daran nicht eine Allergie schuld sein. Ursache für dieses Unwohlsein ist wahrscheinlich, dass die Wirksubstanzen aus dem Medikament die Magenschleimhaut etwas gereizt haben. Der Magen hat zwar empfindlich reagiert, aber nicht allergisch. Denn von einer Allergie wird erst dann gesprochen, wenn, wie bereits erwähnt, das Immunsystem des Menschen an der Reaktion des Körpers beteiligt ist.

Knochenmark, Milz, Leber, Thymusdrüse, Darm und Haut sind die Organe, in denen die Abwehrzellen gebildet werden und aktiv sind. Der Ausfall eines dieser Systeme schwächt auch die anderen und damit langfristig den gesamten Organismus. Das gilt besonders für ältere Menschen, da auch das Immunsystem einem Alterungsprozess unterliegt.

Aufgaben des Immunsystems

Das Immunsystem hat wichtige Schutzfunktionen für unsere Gesundheit. Es ist in der Lage, so gut wie alle Krankheitserreger – dazu gehören die verschiedensten Bakterien, Viren, Pilze, Parasiten, aber auch andere Stoffe aus der Umwelt – abzuwehren oder wenigstens in ihrer Vermehrung zu bremsen. Das gesunde Immunsystem bekämpft also alles, was uns krank machen könnte. Für diese facettenreiche Aufgabe ist es von der Natur hervorragend ausgestattet – aber ziemlich kompliziert aufgebaut. Seine Spezialität ist es, Krankheitserreger zu erkennen, zu bekämpfen und sich deren individuelle Struktur zu merken, damit es dann gezielt gegen solche Erreger vorgehen kann. Beim nächsten Kontakt mit diesem Krankheitserreger wird der Körper gar nicht erst krank, sondern das Immunsystem hat sofort spezifische Abwehrzellen parat, welche die Eindringlinge schon im Vorfeld vernichten, also bevor es zu deutlichen Krankheitszeichen kommt. Man sollte bedenken, dass etwa 80 Prozent der Reaktionen unseres Immunsystems im Darm stattfinden.

Diphtherie-, Keuchhusten- und Tetanusbakterien oder Polioviren, die Erreger der Kinderlähmung, werden bei Impfungen in abgeschwächter Form dem Körper zugeführt, um das Immunsystem anzuregen, spezielle Abwehrstoffe gegen diese Erreger zu bilden. Das immunologische Gedächtnis sorgt dafür, dass der Körper etwa zehn Jahre lang gegen diese Keime geschützt ist.

Gegen Krankheiten immun werden

Damit kann man erklären, warum man manche Krankheiten im Leben nur einmal bekommt und dann gegen sie immun ist – wie z. B. die Kinderkrankheiten Mumps oder Masern. Diese Merkfähigkeit des Immunsystems nennt man immunologisches Gedächtnis. Sie wird auch beim Impfen ausgenutzt. Hier werden dem Organismus bestimmte Krankheitserreger, gegen die der Körper eine Immunität aufbauen soll, in abgeschwächter oder veränderter Form als Impfserum zugeführt. Das Immunsystem beginnt sofort, sich mit den Impferregern auseinanderzusetzen und spezifische Antikörper zu bilden. Die Krankheit selbst kommt nicht oder nur mit geringfügigen Zeichen zum Ausbruch, da die Erreger ja ihrer Aggressivität beraubt wurden. Sollte aber später der Kontakt mit den »richtigen« Krankheitserregern aus der Natur stattfinden, ist die Körperabwehr bereits gewappnet und kann sofort aktiviert werden.

Zu viel des Guten

Bei einer allergischen Reaktion sind die Abläufe im Immunsystem ganz ähnlich: Fremdstoffe erkennen, Antikörper bilden und die Eindringlinge damit bekämpfen. Aber es gibt einen wichtigen Unterschied zwischen der erwünschten und gesundheitserhaltenden Abwehrreaktion des Immunsystems und einer Allergie. Bei einer Allergie tut das Immunsystem sozusagen zu viel des Guten. Es identifiziert völlig harmlose Stoffe – Mikroteile von Blütenpollen, Tierhaaren, Nahrungsmitteln usw. – als Krankmacher und bildet Antikörper gegen diese Substanzen. Die Überflutung des Organismus mit diesen Antikörpern bewirkt nun, dass die Abwehrzellen Histamin freisetzen. Das ist ein körpereigener Stoff, der in höherer Konzentration im Gewebe die typischen Allergiesymptome auslöst: Fließschnupfen, Niesen, Augentränen, Durchfall, Hautausschlag, Atemprobleme u. v. a. m. Diese große Bandbreite an Symptomen ist deshalb möglich, weil Histamin im ganzen Körper wirkt.

Darmgifte irritieren das Immunsystem

Welche Rolle spielt dabei aber eine gestörte Darmfunktion? Wie bereits beschrieben, belasten die Fäulnisgifte, die bei Verdauungsproblemen und Darmträgheit vermehrt entstehen und in den Blutkreislauf gelangen, das Immunsystem stark. Die ständige Konfrontation mit den toxischen Substanzen führt langfristig dazu, dass die Körperabwehr überreizt wird, »auf Abwege gerät« und die immunologischen Aufgaben nicht mehr korrekt wahrnehmen kann. Störungen wie einer Allergie wird damit Vorschub geleistet. Hinzu kommt noch die Tatsache, dass die Fäulnisgifte aus dem Darm direkt in die Stoffwechselprozesse eingreifen, die bei Immunreaktionen ablaufen. Besonders an Staustellen im Darm kann sich die Schleimhaut relativ schnell entzünden und die verschiedenen Darmgifte werden durch die kranke Schleimhaut vermehrt in Blut- und Lymphbahnen geschleust. Wissenschaftliche Forschungen legen den Verdacht nahe, dass Darmtoxine die Rückbildung von Histamin hemmen.

Bei allergischen Erkrankungen kommen Erwachsene oft mit unklaren Beschwerden zum Arzt. Ein wichtiger Anhaltspunkt für eine Diagnose könnte sein, ob Symptome wie Durchfall, Verstopfung, Völlegefühl oder Blähungen auf eine gestörte Darmfunktion und in deren Gefolge eine erhöhte Allergiebereitschaft schließen lassen.

Verschlimmerung der Symptome durch gehemmten Histaminabbau?

Immer häufiger leiden Patienten unter verschiedenen Pilzerkrankungen. Ein Pilzbefall im Dickdarmbereich greift vor allem das Immunsystem an. Auch gelangen über die Darmschleimhaut vermehrt Pilzkulturen in die Blut- und Lymphbahnen.

Man weiß noch nicht genau, ob das nicht eine der Ursachen für eine Allergieentstehung überhaupt ist. Zumindest kann die länger anhaltende Histaminwirkung bedeuten, dass bei Allergikern die Überempfindlichkeitssymptome stärker ausgeprägt sind und sich langsamer zurückbilden. Zudem ist auch die Bereitschaft größer, dass die Allergie schneller wieder auftritt. Hier könnte auch die Ursache dafür liegen, dass Allergien immer stärker werden und immer heftigere Reaktionen hervorrufen. Jeder allergische Schub läuft nicht mit gleicher Intensität ab, sondern die Symptome können sich von Mal zu Mal steigern und im weiteren Verlauf auch andere Organe, die bisher noch nicht betroffen waren, in Mitleidenschaft ziehen. So weiß man, dass Säuglinge beispielsweise, die unter einer Nahrungsmittelallergie – etwa gegen Kuhmilcheiweiß – leiden, wenig später sehr häufig eine Neurodermitis entwickeln. Doch auch ein zunächst harmloser Heuschnupfen kann sich von Saison zu Saison mit immer heftigeren Symptomen bemerkbar machen und schließlich in eine allergische Atemwegserkrankung, dem Asthma bronchiale, münden.

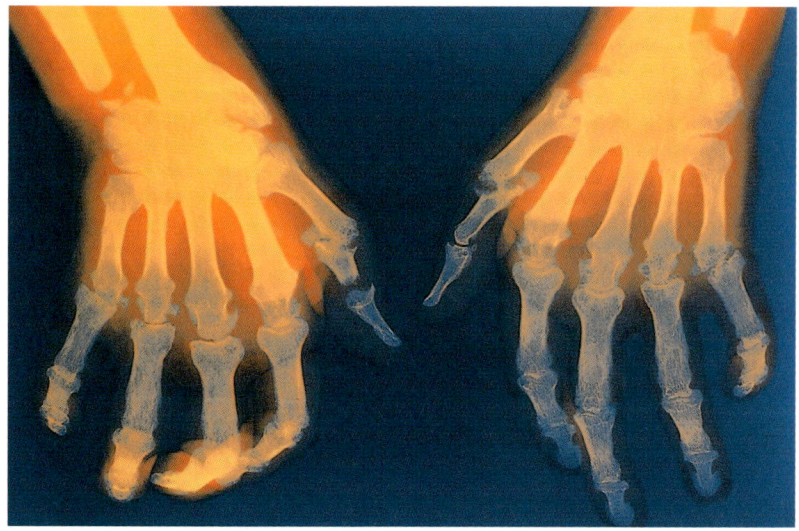

Rheumatische Erkrankungen können auch die Folge eines harmlosen Magen-Darm-Infekts sein.

Krankheiten des rheumatischen Formenkreises

Nach statistischen Untersuchungen leiden über 12 Millionen Menschen in Deutschland unter »Rheuma«, wobei vermutet wird, dass die tatsächlichen Werte noch weit höher liegen. Rheuma ist ein Sammelbegriff für mehr als 300 verschiedene Krankheiten und Störungen des Bewegungsapparates, also der Gelenke, Muskeln, Sehnen und Bänder. Die Ursachen sind äußerst vielfältig und zu einem großen Teil immer noch unbekannt. In der medizinischen Fachsprache werden die verschiedenen Erscheinungsbilder als Krankheiten des rheumatischen Formenkreises bezeichnet.

Gelenke sind häufig betroffen

Einen Schwerpunkt bilden dabei die Krankheitsformen, die durch Entzündungen hervorgerufen werden. Diese Entzündungen können als Folge einer Infektion mit Krankheitserregern auftreten und betreffen besonders die Gelenke. Bekannt ist z. B. das rheumatische Fieber, das bei Kindern manchmal im Anschluss an eine eitrige Angina auftritt. Die Toxine der sogenannten Streptokokken, das sind die bakteriellen Erreger der Mandelentzündung, können noch lange nach der Infektion im Organismus zirkulieren und das Immunsystem zu Fehlreaktionen provozieren. Ähnlich wie bei einer Allergie greifen die Abwehrzellen dann harmlose Stoffe oder sogar körpereigenes, gesundes Gewebe an und verursachen dort Entzündungsreaktionen. Dies wird in der Fachsprache auch als Autoimmunreaktion bezeichnet. Bei rheumatischem Fieber kann es zu einer Entzündung der Herzklappen, der Nieren und vor allem der Gelenke kommen.

Gifte lenken die Abwehr um

Ähnliche rheumatische Folgeerkrankungen werden manchmal auch nach harmlosen Magen-Darm-Infekten oder auch nach einer Borrelieninfektion beobachtet. Borrelien sind Bakterien, die durch Zecken über-

Krankheiten des rheumatischen Formenkreises, Gelenkentzündungen und Gicht entstehen häufig durch eine Übersäuerung des Körpers. Der Austausch säurereicher bzw. säurebildender Lebensmittel wie z. B. Fleisch und Fett durch basenreiche Lebensmittel hält das Milieu im Körper in einem günstigen Bereich. Alle Stoffwechselvorgänge funktionieren dann viel besser.

tragen werden. In der Rheumawissenschaft haben diese Formen der Gelenkentzündung einen besonderen Namen bekommen. Da sie nach einer Infektion auftreten, die sich in einem ganz anderen Bereich des Körpers abgespielt hat, nennt man sie reaktive Arthritis. Das bedeutet im Grunde nur, dass die Körperabwehr bei ihrer Reaktion auf die ursprüngliche Infektion in eine falsche Bahn geraten ist und nun ihre Energien gegen die Gelenkinnenhaut richtet. Fehlgeleitet wurde sie dabei vermutlich aber weniger durch die Erreger selbst, als durch schädliche Stoffwechselprodukte dieser Mikroorganismen, die bereits angesprochenen Toxine.

Der Irrtum des Immunsystems muss aber nicht nur durch Bakterientoxine oder andere Erregergifte hervorgerufen werden. Auch die toxischen Stoffe aus einer kranken Darmflora können es zu solchen Reaktionen veranlassen. Wie in den meisten Fällen macht auch hier die Dosis die Wirkung aus.

Auch wenn die Darmfunktion durch falsche Lebens- und Ernährungsweise, Medikamente oder extremen Bewegungsmangel sehr beeinträchtigt ist, hat das nicht immer gleich eine rheumatische Erkrankung zur Folge. Es ist zwar noch nicht exakt nachgewiesen und bietet sicher nicht die einzige Erklärungsmöglichkeit – doch die Tatsache, dass Ernährungsumstellung, umfangreiche Darmsanierung und andere Maßnahmen bei Rheumakranken oft erstaunliche Erfolge erzielen, lässt die Vermutung zu, dass Darmtoxine bei der Entstehung dieser Krankheit wesentlich beteiligt sind.

Kopfschmerzen und Migräne

70 Prozent aller Menschen in Westeuropa leiden zeitweise unter quälenden Kopfschmerzen oder Migräne. Immer wiederkehrende Kopfschmerzen und die anfallsweise auftretenden Schmerzattacken bei Migräne sind damit die häufigste chronische Krankheit im deutschsprachigen Raum. Hinter Kopfschmerzen verbergen sich fast immer konkrete Ursachen, die von den Wissenschaftlern auch bereits ziemlich genau erforscht sind.

Neue bildgebende Techniken wie die Computertomographie und Kernspintomographie haben dazu geführt, dass man heute viel besser darüber Bescheid weiß, was während eines Migräneanfalls im Kopf der Betroffenen abläuft.

Migräne

Dagegen liegen die Entstehungsmechanismen, die zu einer Migräne führen, teilweise immer noch im Dunkeln. Man vermutet, dass eine Störung der Nerven und Gefäße (neurogen-vaskulär), einen Teil der Ursachen ausmacht, doch auch Stoffwechselfaktoren scheinen eine wesentliche Rolle zu spielen. Vor allem durch die neuen bildgebenden Techniken hat man inzwischen konkrete Vorstellungen, was sich bei Migräne im Gehirn abspielt. Wissenschaftler können auf dem Computerbildschirm beobachten, wo die Migräneherde im Gehirn liegen, wie sie sich während des Anfalls verändern und wieder verschwinden, wenn eine Attacke vorbei ist.

Die Rolle von Botenstoffen

Sicher ist auch, dass bei der Entstehung der vielschichtigen Symptome bei einer Migräneattacke bestimmte Botenstoffe im Gehirn beteiligt sind. Diese Botenstoffe nennt man in der Fachsprache Neurotransmitter. Man vermutet, dass durch individuell ganz unterschiedliche Reize spezielle Regionen im Hirnstamm dazu gebracht werden, diese Botenstoffe vermehrt freizusetzen.

Zu den Neurotransmittern gehören beispielsweise Serotonin, Adrenalin, Endorphine und viele andere Stoffe. Im Zusammenhang mit Migräne – so zeigen jüngste Forschungsergebnisse – hat das Serotonin wahrscheinlich den größten Einfluss. Ist der Serotoninstoffwechsel gestört, kann das dazu führen, dass sich bestimmte Gefäße im Kopf stark erweitern.

Diese drücken dann auf die schmerzempfindlichen Hirnhäute. Die verschiedenen Symptome der Migräne sind davon abhängig, welche Stelle der Hirnhaut von diesem Druck betroffen ist. Deshalb tritt eine Migräne auch mit so vielen, individuell unterschiedlichen Symptomen in verschiedenen Körperregionen auf. Anders als bei »normalen« Kopfschmerzen, die von den Gefäßen, beispielsweise des Gesichts, der Schläfen oder der Stirn ausgehen, entstehen die Migräneschmerzen also vor allem direkt in den Hirnhäuten.

Heftigste einseitige Kopfschmerzen, Seh-, Hör- und Sprachstörungen, Erbrechen und manchmal auch Bewusstlosigkeit sind die Symptome, die einen Migräneanfall kennzeichnen.

Auslöser

Zwischen Migräne und Kopfschmerz bestehen demnach Unterschiede. Bei der Entstehung gibt es jedoch Parallelen. Häufig werden beide Schmerztypen durch ähnliche Faktoren ausgelöst. Probleme im Bereich der Halswirbelsäule, überanstrengte Augen, Kälte, Wetterwechsel, Stress und – vor allem bei Frauen – Hormonschwankungen können die gefürchteten Schmerzen verursachen. Aber auch Giftstoffe, die den Körper belasten, wie zu viel Koffein, Alkohol, Nikotin, Medikamente und andere Stoffe, führen zu derartigen Schmerzattacken. Hier schließt sich wieder der Kreis. Denn wenn Toxine und Alkohole im Körper Schaden anrichten, müssen sie nicht immer von außen zugeführt sein. Wie wir wissen, können sie auch von innen kommen, also vor allem durch eine Störung der Darmfunktion ins Blut geraten. Auch ein kranker Darm kann also Kopfschmerzen oder eine Migräneattacke nach sich ziehen.

Kopfschmerzen als Warnhinweis

Jeder, der schon einmal unter hartnäckiger Verstopfung leiden musste und einige Tage keinen Stuhlgang hatte, bemerkt nicht nur die direkten Symptome wie Leibdrücken, Völlegefühl und einen aufgeblähten Bauch. Die meisten bekommen dann auch Kopfschmerzen. Denn Kopfschmerzen sind schon bei einer leichten Vergiftung – wie sie bei hartnäckiger Obstipation entstehen kann – ein typisches Symptom. Dem liegt der gleiche Mechanismus zugrunde, der nach übermäßigem Alkoholkonsum zu Katerkopfschmerzen führt. Auch hierbei handelt es sich im Grunde um eine leichte Vergiftung. Daher sollte bei immer wiederkehrenden Kopfschmerzen und Migräne auch an eine eventuell gestörte Darmfunktion gedacht werden.

Eine der Hauptursachen von Darmträgheit ist Bewegungsmangel. Daher ist es vor allem bei sitzenden Berufen wichtig, für Ausgleich zu sorgen. Spazierengehen und Gymnastik bewirken nicht nur eine Verbesserung der Darmperistaltik, sondern lockern auch die verspannte Rücken- und Nackenmuskulatur, die Wurzel vieler Kopfschmerzarten.

Abgesehen von der stark eingeschränkten Lebensqualität vieler Patienten mit chronischem Kopfschmerz oder Migräne sollten auch die hohen Gesundheitskosten, die durch diese beiden Schmerzleiden entstehen, ein Argument dafür sein, diesen Denkansatz – der Darm ist ursächlich daran beteiligt – ernst zu nehmen. Immerhin werden für Migränemittel pro Jahr mehr als 160 Millionen DM ausgegeben.

Stoffwechsel- und Kreislauferkrankungen

Einer der Mediziner, die sich mit den Zusammenhängen von Ernährung, Verdauung und Gesundheit beschäftigten, war der österreichische Arzt Dr. Franz Xaver Mayr. 1875 als Sohn armer Bergbauern in einem kleinen Ort in der Steiermark geboren, wuchs er inmitten der kargen Bergnatur unter spartanischen Lebensbedingungen auf. Als er später in Graz Medizin studierte, prägten die Jugenderfahrungen, die vielen Beobachtungen und Untersuchungen der Pflanzen, Tiere und Menschen um ihn herum sein gesamtes Denken und nahmen auch Einfluss auf seine wissenschaftlichen Forschungen. So war einer seiner Leitsprüche, dass der Mensch nicht nur das ist, was er isst, sondern wie er isst. Er meinte damit, dass die beste Nahrung nichts nützt, wenn das Verdauungssystem die Nährstoffe nicht richtig aufnehmen und umsetzen kann. Er verglich den Darm gerne mit den Wurzeln eines Baumes. So wie dieser Nährstoffe aus dem Boden zieht, nimmt der Mensch mit den Zotten der Darmschleimhaut Nährstoffe aus dem Nahrungsbrei auf. Ist die Verdauungsfunktion aber gestört, treten im Darminhalt Veränderungen ein. Diese Veränderungen verglich er mit einer Bodenversumpfung, bei der sich ebenfalls Giftgase entwickeln können, die den hier wachsenden Pflanzen schaden.

Störung des gesamten Stoffwechsels

Auch F.X. Mayr kommt zu der zentralen Erkenntnis, dass die zunehmende »Versumpfung« in einem gestörten Darm weitreichende Auswirkungen auf den ganzen menschlichen Organismus haben kann und sich vor allem auf die komplexen und fein abgestimmten Regulationsmechanismen des Kreislaufs und des Energiehaushalts niederschlagen können. Das ist der Stoffwechsel, der mit seinen unzähligen, miteinander verzahnten biochemischen und physikalischen Abläufen in jeder einzelnen Zelle unseres Körpers stattfindet. Wenn es in diesem Mikrokosmos zellulärer Aktivitäten zu Störungen kommt, bleibt langfristig auch der Makrokosmos – der gesamte Organismus – nicht verschont.

F. X. Mayr fand heraus, dass alle gesunden Erwachsenen, egal ob groß oder klein, etwa gleich große Bäuche haben.

Nahrung wird zu Energie

In einem gesunden Stoffwechsel werden die Lebensbausteine aus der Nahrung vom Darm in den Blutkreislauf transportiert und dann zu den Zellen geschleust. Genau festgelegte Abbauzyklen – beispielsweise der sogenannte Zitronensäurezyklus oder der Aminosäurenstoffwechsel – verwandeln die Nahrungsmoleküle in Energiesubstanzen, die nun von der Zelle direkt genutzt werden können. Dass am Ende dieser Umwandlung aber auch wirklich hochenergetische Mikrostoffe vorhanden sind, setzt eine hohe Qualität der Ausgangssubstanzen voraus. Das bedeutet also, die Zusammensetzung unserer Nahrung, aber ganz besonders auch deren Aufbereitung im Darm, entscheidet darüber, welchen Nutzen der gesamte Organismus daraus ziehen kann. Ist die Darmfunktion gestört, kann die Nahrung zwar noch so hochwertig sein, der Körper wird trotzdem nicht von ihr profitieren können und im schlimmsten Fall sogar regelrechte Mangelerscheinungen zeigen. Denn die Nahrungsmoleküle werden im Darm nur unvollständig aufgespalten und durch die zahlreichen Toxine auf eine mindere Qualitätsstufe heruntergefahren.

Krankheiten und Probleme durch einen übersäuerten Organismus treten oft erst ganz versteckt auf und lassen den Betroffenen kaum etwas spüren. Erst im Lauf der Jahre können sie sich zunehmend verstärken und zu massiven Beeinträchtigungen des Wohlbefindens führen. Häufig fühlt sich der Betroffene krank, es ist aber kaum feststellbar, warum.

Vorsicht, sauer!

Dabei spielen vor allem Säuerungsprozesse eine Rolle. Die Moleküle werden durch Fuselalkohole und andere Gärungsstoffe biochemisch so verändert, dass sie im Organismus eine »Azidose«, eine Übersäuerung bewirken. Die Abläufe der Stoffwechselzyklen funktionieren dann nicht mehr richtig, es entstehen Blockaden. Das bedeutet, dass an einem Punkt der Stoffwechselprozesse die Molekülverarbeitung stagniert, die Zellen erhalten keine Energie mehr und das Stoffwechselzwischenprodukt staut sich vor der Blockade. Die Zellen sind somit mangelversorgt und können ihre Aufgaben nicht mehr vollständig erfüllen. Gleichzeitig sammeln sich die unverarbeiteten Zwischenprodukte in immer größeren Mengen an, belasten das Gewebe und rufen dort toxische Erscheinungen hervor. Die Gewebeablagerungen werden von Naturheilkundlern häufig auch als Schlacken bezeichnet und für viele verschiedene Beschwerden und Krankheiten verantwortlich gemacht. Die Schlacken lagern sich beispielsweise in den Endothelzellen (Zellschicht an der Innenfläche der Blut- und Lymphgefäße) ab, an den Nerven sowie in Muskel- und Organgewebe und können dementsprechend zu Herz-Kreislauf-Störungen führen, Leber und Nieren belasten, die Infektanfälligkeit erhöhen und Stoffwechselentgleisungen nach sich ziehen. Solche Stoffwecheslveränderungen begünstigen denn auch Krankheiten wie Diabetes mellitus (Zuckerkrankheit).

Seelische Probleme

Der Zusammenhang zwischen Verdauung und seelischem Wohlbefinden ist unbestritten und für jeden von uns mit Sicherheit aus eigener Erfahrung gut nachvollziehbar. Denn wer z. B. an Festtagen viel zu üppig gegessen hat, weiß, wie schwer die Speisen im Verdauungstrakt liegen und einem Aktivität und Lebensfreude rauben können. Viel ausgeprägter wird dies noch bei Menschen, die unter chronischer Verstopfung leiden. Sie werden von der Darmträgheit oft so beeinträchtigt, dass sie die normalen Tätigkeiten des Alltags kaum noch verrichten können und sich sogar eine Depression entwickeln kann.

Darm und Psyche

Zum einen steht der Darm in direkter Verbindung mit dem vegetativen Nervensystem, und auf diesem Weg beeinflusst er auch unsere Psyche. Auch die Konzentration bestimmter neuronaler Botenstoffe wird über die Verdauungs- und Stoffwechselprozesse mitgesteuert. So weiß man z. B. von Personen, die sich einem längeren Fasten unterziehen, dass Neurotransmitter wie die Endorphine verstärkt ausgeschüttet werden und die Stimmung meist positiv verändern. Zum anderen können die toxischen Stoffe aus einer gestörten Darmfunktion – wie ja bereits beschrieben – an vielen Organen und Gewebestrukturen wirken und damit auch direkt in den Zentren im Gehirn, die unsere Gefühle steuern.

Das Gehirn steht über das vegetative Nervensystem mit dem Darm in Verbindung. Unter Stress verändert sich die Tätigkeit der Muskelbewegungen im Darm. Auch die Produktion von Verdauungssäften wird beeinflusst.

Darmsanierung

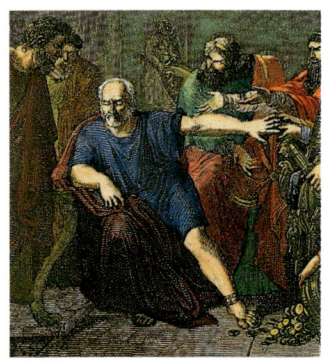

Es ist keine Übertreibung, wenn behauptet wird, dass im Grunde fast jeder von uns seiner Gesundheit einen wichtigen Dienst erweisen könnte, wenn er seinen Darm einmal richtig »aufräumen« und danach die Darmflora wieder optimal aufbauen würde. Denn wir haben jetzt gesehen, wie viele Krankheiten direkt und indirekt durch eine gestörte Darmfunktion hervorgerufen werden können. Diese Erkenntnis ist, wie wir ja auch schon den Worten des Hippokrates entnehmen konnten, sehr alt. Bis zum heutigen Tag hat sich daran nichts geändert. Im Gegenteil, der Gesundheitszustand der Bevölkerung ist trotz dieser alten Erkenntnisse vermutlich schlechter geworden. Heute ist im Durchschnitt jeder zweite Erwachsene darmkrank, hat also Verdauungsprobleme. Über die indirekt durch eine gestörte Darmfunktion verursachten Erkrankungen liegen keine Zahlen vor, doch steht zu vermuten, dass sie einen beträchtlichen Anteil an den Gesamtkrankheiten in unserer Gesellschaft haben.

Bedenkliche Zahlen

Es ist ebenfalls keine Übertreibung, wenn anerkannte Ärzte und Wissenschaftler feststellen, dass Darmkrankheiten, die über längere Zeit ignoriert und nicht richtig behandelt werden, in der Folge sogar Lebensjahre kosten können. Die Zahlen zum Darmkrebs bringen dies drastisch zum Ausdruck. Derzeit verzeichnet man bezüglich dieser bösartigen Tumorerkrankung einen jährlichen Zuwachs von 10 bis 15 Prozent. Darmkrebs zählt in der deutschen Krebsstatistik zu den Spitzenreitern. Bei Frauen steht er an zweiter Stelle gleich hinter dem Brustkrebs, beim Mann hat er das Prostatakarzinom überholt und befindet sich ebenfalls auf Platz zwei. Dass Ernährungsfaktoren und langfristige Überlastungen der Darmschleimhaut auch bei dieser gefährlichsten aller Darmerkrankungen eine maßgebliche Rolle spielen, ist mittlerweile unumstritten. Doch nicht nur Darmkrebs kann zur tödlichen Bedrohung werden. Es gibt auch andere Darmleiden, die mit einem hohen Risiko behaftet sind und zum Teil schwerste Störungen nach sich ziehen können.

Divertikel

Divertikel sind kleine sackförmige Schleimhautausstülpungen, die sich vor allem im Dickdarmbereich befinden. Sie entstehen, wenn die Darmwand aufgrund von chronischer Verstopfung an Elastizität verliert und die Durchblutung in den feinen Darmgefäßen vermindert ist. Oft bestehen solche Divertikel jahrelang, ohne Symptome zu verursachen. Die Gefahr ist jedoch, dass sich in den Schleimhautaussackungen Reste aus dem Darminhalt ansammeln können. Sie bilden ein gefährliches Depot. Die Nahrungsreste entziehen sich dem Abtransport und beginnen, vermehrt Fäulnisgifte zu produzieren. So ist ein Dauerherd im Darm vorhanden, der Krankheitskeime anzieht und zu Infektionen führen kann. Die sogenannte Divertikulitis ist eine schmerzhafte Entzündung, die manchmal einen dramatischen Verlauf nimmt. Sie kann einen Darmverschluss verursachen oder auch einen Durchbruch des Darms, bei dem sich das infektiöse Material aus den Divertikeln in den Bauchraum ergießt. Dann kommt es zu einer fieberhaften und lebensgefährlichen Bauchfellentzündung.

So wird Ihr Darm wieder fit

Das Übel – oder sogar der Tod – wohnt im Darm. Dies ist die negative Formulierung. Die positive Formulierung dieser Aussage könnte heißen: Die Gesundheit wohnt im Darm. Wenn Sie aktiv Ihr Wohlbefinden und Ihre Vitalität steigern möchten, ist Darmsanierung der erste Schritt in die richtige Richtung. Für eine Darmsanierung gibt es verschiedene Methoden. Jede von ihnen nimmt einen wichtigen Platz in der Behandlung von Darmproblemen ein. In vielen Fällen ist es sinnvoll, mehrere Verfahren anzuwenden, die einander ergänzen oder aufeinander aufbauen.

Die ständige Überforderung des Darms führt in einen Teufelskreis. Durch unzureichende Verdauung und die Bildung von Giftstoffen verschlechtert sich die Versorgung des Körpers mit Nährstoffen. Dadurch kann das Bedürfnis entstehen, vermehrt Nahrung aufzunehmen, um die Versorgungsmängel auszugleichen. Da jedoch der Nahrungstransport und der Aufschluss der Nahrung gestört sind, kommt es zu weiteren Fäulnisprozessen, die die Nährstoffsituation im Körper weiter verschlechtern.

Fahrplan zur optimalen Darmsanierung

Die Darmsanierung ist eine Regenerationskur, bei der der Körper über den Verdauungsapparat entschlackt wird.

Darmvorbereitung, Darmreinigung, Darmentgiftung, Darmstärkung und Darmaktivierung: Das sind die wesentlichen Therapieschritte, die bei der Darmsanierung durchlaufen werden müssen. Sie erfordern vom Patienten viel Geduld und von seiten des Therapeuten eine gute Betreuung, damit die Behandlung nicht vorzeitig abgebrochen wird.

▶ Darmvorbereitung: Alle, die unter besonderer nervlicher Anspannung stehen, sollten sich vor Beginn der Darmsanierung eine Woche Urlaub gönnen, damit sich der ganze Organismus erst einmal beruhigen kann und sie Kraft für die Behandlung schöpfen.

▶ Darmreinigung: Hierfür ist die Anfangsphase eines Fastens, aber auch die Colon-Hydro-Therapie hervorragend geeignet. Der Darm wird grundlegend entleert und durchgespült, damit auch festgesetzte Kotreste sich lösen.

▶ Darmentgiftung: Die Befreiung des Organismus von Toxinen ist ein längerer Prozess, und die Wirkung setzt in der Regel auch erst nach einigen Wochen ein. Die Entgiftung wird durch die Colon-Hydro-Therapie eingeleitet und vollzieht sich während des Fastens.

▶ Darmstärkung: Die Abwehrkraft der Darmschleimhaut kann nun gezielt wieder aufgebaut werden. Dafür eignen sich pflanzliche Präparate, verschiedene Heilkräutertees und die Symbioselenkung.

▶ Darmaktivierung: Wichtig ist, dass der Darm wieder so beweglich wird, dass er seine Verdauungsfunktionen optimal wahrnehmen kann. Zur Darmaktivierung werden Massagetechniken, Wickel und Bewegungsübungen angewendet, die Durchblutung und Nerventätigkeit anregen.

▶ Gesunderhaltung des Darms: Nach den regenerativen Maßnahmen soll die neugeschaffene Darmfunktion so gut wie möglich aufrecht erhalten werden. Dazu ist nicht nur eine ausgewogene, ballaststoffreiche Ernährung notwendig, sondern auch eine ausgeglichene Lebensführung. Durch Psychotechniken wie Entspannungsübungen wird Stressbewältigung möglich und die Darmgesundheit gefördert.

Ihren persönlichen Therapiefahrplan sollten Sie unbedingt mit einem Arzt oder Heilpraktiker absprechen.

Wichtig ist auch, dass Sie vorher gründlich untersucht werden, um eventuelle Krankheiten auszuschließen. Nicht in jedem Fall dürfen nämlich Verfahren wie Heilfasten ohne ärztliche Betreuung durchgeführt werden. Doch auch wenn Sie ganz gesund sind, ist es besser, während des Fastens eine ärztliche Betreuung zu haben, damit Sie den optimalen Nutzen aus der Behandlung ziehen können.

Fastenkuren

Fasten soll eine Wohltat für den Körper und Labsal für die Seele sein. Durch Fasten kann man Wohlbefinden, Ausgeglichenheit und geistige Kraft zurückerlangen. Mit Fasten lassen sich sogar Krankheiten heilen, chronische Leiden zum Verschwinden bringen. In den vielen, teilweise schon jahrtausendealten Fastenlehren verschiedener Kulturen werden diese Wirkungen beschrieben. Auch in Naturheilkunde und Ganzheitsmedizin nimmt das Heilfasten einen wichtigen Platz ein.

Was ist Fasten eigentlich genau?

Fasten bedeutet Leben ohne Nahrung. Es ist ein tief verwurzeltes biologisches Phänomen, welches jedes Lebewesen begleitet. Täglich erleben wir den stetigen Wechsel von Fasten und Nichtfasten. In der Nacht, wenn wir schlafen, nehmen wir keine Nahrung zu uns, am Tage, wenn wir wach sind, essen wir. Phasen der Nahrungsaufnahme und nahrungsfrei Zeiten gehören also ebenso zu unserem Dasein wie Wachen und Schlafen, Aktivität und Ruhe. Sie prägen unseren Lebensrhythmus. Zwischen diesen Polen ereignet sich unsere Existenz.

Doch Fasten ist nicht nur Teil des Lebens, es gehört auch zum Überleben. Sowohl Tiere als auch Menschen haben die angeborene Fähigkeit, gespeicherte Nahrungsenergie zu nutzen. Die Natur hat das so eingerichtet, damit der Organismus nicht sofort umkommt, wenn keine Nahrung zur Verfügung steht. Mit der Gabe, auf einen »zweiten Stoffwechsel« umzustellen und von den eigenen Reserven zu existieren, ist es vielen Tierarten möglich, in harten Zeiten zu überleben. Ganze Völ-

Bei Herz-Kreislauf-Erkrankungen, Nierenkrankheiten oder Stoffwechselstörungen wie Diabetes darf eine Fastenkur auf keinen Fall ohne den Rat eines Arztes bzw. ohne ärztliche Betreuung durchgeführt werden. Auch bei Schilddrüsenproblemen muss vor dem Fasten ärztlicher Rat eingeholt werden.

ker wären schon ausgestorben, hätten sie nicht ebenfalls durch Fasten und Leben aus körpereigenen Depots Kriege oder Naturkatastrophen überstehen können.

Fasten heißt nicht hungern

Für Fastenzeiten gibt es sozusagen ein genetisches Programm – Zeiten der Nahrungskarenz zu durchlaufen, ist in unserem Erbgut eingeplant. Dabei ist es keineswegs so, dass die Leistungskraft verloren geht und der Körper auszehrt. Bis ein ansonsten gesunder Mensch unerträglichen Hunger und Siechtum erleidet, vergeht lange Zeit, oft mehrere Monate. Eine zeitlich begrenzte Phase des Fastens kann sogar die körperliche und geistige Kraft erheblich steigern. Dafür sind verschiedene Faktoren verantwortlich.

▶ Erstens wird der Körper eines Fastenden einer starken Reinigung unterzogen, denn durch den Nahrungsverzicht fallen auch alle belastenden Substanzen weg, die der Organismus sonst unter Aufwand von Energie aufspalten und ausscheiden muss.

▶ Zweitens erfolgt beim Fasten eine Art Umverteilung der Körperarbeit. Da die Verdauungstätigkeit wegfällt, wird Energie frei, die für andere Aktivitäten genutzt werden kann.

Auch in allen Weltreligionen ist das Fasten ein wichtiges Element, um sich auf sich selbst zu besinnen, innere Ruhe und Reifung zu erfahren. Vor knapp 2500 Jahren sagte Hippokrates: »Wer stark, gesund und jung bleiben will, sei mäßig, übe den Körper, atme reine Luft und heile sein Weh eher durch Fasten als durch Medikamente«. Als der weise Mediziner und Philosoph diese These aufstellte, hatte er wohl seine Zeitgenossen im Blick, die sich einer starken Neigung zu Völlerei und Übermaß hingaben und die er so auf den rechten Weg bringen wollte. Auch später wurde das Fasten immer wieder von zahlreichen Ärzten, Theologen, Naturphilosophen und Heilpraktikern als eine Methode propagiert, falsche Ernährungsgewohnheiten abzulegen, seinen Körper zu entschlacken und somit zu mehr Gesundheit und Leistungsfähigkeit zu gelangen.

Die Reinigung von Ballast und die Befreiung von schädlichen Einflüssen – sowohl im körperlichen, als auch im geistig-seelischen Sinn – und die Freiwerdung von Engergie: Diese Mechanismen des Fastens werden in vielen Kulturen schon seit Jahrtausenden von Menschen genutzt, um zu besonderer innerer Kraft zu gelangen, kreativ zu sein und Großes zu vollbringen.

Die verschiedenen Fastenkuren

Es gibt unterschiedliche Formen des Fastens. Sie reichen von einem strengen Wasserfasten über das Tee- oder Schleimfasten bis zu den etwas aufgelockerteren Verfahren wie beispielsweise der Mayr-Kur oder dem Buchinger-Fasten, bei denen sogar minimale Nahrungsmengen wie etwas Milch, trockene Semmeln, Gemüsebrühe oder Obstsaft erlaubt sind.

Je nach individuellen Bedürfnissen kann man sich für die eine oder andere Form entscheiden. Auch die Länge des Fastens ist nicht streng vorgeschrieben und lässt persönliche Spielräume. Es hilft schon, nach einem üppigen Festtagsmahl ein oder zwei Fastentage einzulegen, um den überbeanspruchten Darm zu normalisieren. Für eine richtige und intensive Darmreinigung hingegen reicht ein solches Kurzfasten nicht aus. Hier sollte mindestens eine Woche veranschlagt werden, manchmal sind auch zwei, drei oder sogar vier Wochen empfehlenswert. Allerdings ist bei solchen langen Zeiträumen immer ein ärztlicher Beistand erforderlich.

Fasten ist eines der natürlichsten Heilmittel und bedeutet die konsequente Ruhestellung des Darms. Deshalb wird auf feste Nahrung weitgehend verzichtet.

Nach diesen Methoden können Sie fasten

▶ Wasserfasten: zwei bis drei Liter gutes Quell- oder Mineralwasser täglich

▶ Nulldiät: Wasserfasten mit Zugabe von Vitaminen und Mineralsalztabletten (oft in Krankenhäusern durchgeführt)

▶ Teefasten: Dreimal am Tag zwei Tassen Tee aus verschiedenen Kräutern; Wasser zwischendurch

▶ Schleimfasten (für Magenempfindliche): Fasten mit Hafer-, Reis- oder Leinsamenschleim, zwischendurch Wasser

▶ Rohsäftefasten (nach Heun): Drei- bis fünfmal täglich ein Glas frisch gepressten Obst- oder Gemüsesaft und zwischendurch Wasser

▶ Molkefasten: Ein Liter Molke über den Tag verteilt, ergänzt durch Kräutertee, Frucht- und Gemüsesäfte; geeignet für sehr schlanke Personen und für lange Fastenzeiten

▶ Buchinger-Fasten: Kräutertees, heiße Gemüsebrühen, Obst- und Gemüsesäfte sowie reichlich Wasser

Wasserfasten

Zur Abführung eignet sich Bittersalz, das jedoch vorsichtig dosiert werden muss. Sanfter wirken Sauerkraut- oder Pflaumensaft. Manchen Menschen ist auch ein Einlauf angenehm. Abführung beim Fasten erfolgt nach strengen Regeln, die unbedingt eingehalten werden müssen.

Bei der reinen Fastenkur nimmt man keinerlei feste, sondern nur flüssige Nahrung in Form von Kräutertee, Mineralwasser und Gemüsebrühe zu sich. Diese Fastenzeit dient der Reinigung des Darms und der Ausleitung von Schlacken. Abführende Mittel putzen dabei den Darm gründlich durch und der Verzicht auf Nahrung stellt ihn ruhig. Rückstände im Darm sowie eingelagertes Material in anderen Geweben wie Muskeln oder Fettgewebe werden aufgelöst und in den Blutkreislauf geschleust.

Die Leber arbeitet in der Fastenzeit besonders intensiv, um die ganzen Schlacken abzubauen und den Organismus zu entgiften. Schließlich verlassen die nicht benötigten Substanzen den Körper über die Darmschleimhaut, die Schleimhäute des Mundes und der Scheide, über Lunge, Haut und Nieren. Erkennbar wird dieser Reinigungs- und Befreiungsprozess am schlechten Körpergeruch des Fastenden, an einer belegten Zunge sowie bei Frauen an Scheidenausfluss. Vorübergehende Müdigkeit, Niedergeschlagenheit oder Kopfschmerzen können als »Fastenkrisen« Zeichen dafür sein, dass der Körper gerade dabei ist, sich allerhand belastender Stoffe zu entledigen.

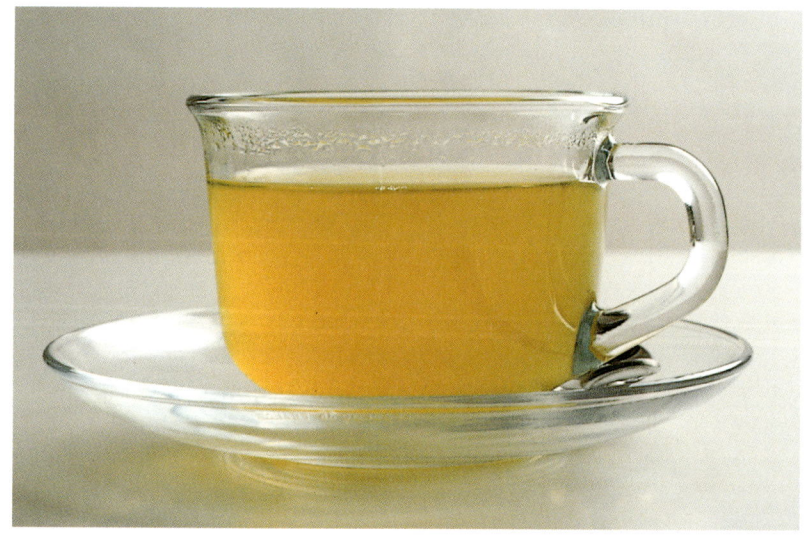

Kräutertees aus Kamillenblüten, Pfefferminzblättern oder Melissenblättern wirken darmreinigend und entschlackend.

Beispiel für eine Fastenwoche

Entlastungstag

▶ An diesem Tag wird der Organismus auf das Fasten vorbereitet. Dazu essen Sie ausschließlich Obst und Gemüse, wenn möglich roh. Auch Reis sowie eine Scheibe Knäckebrot und ein Becher Naturjoghurt, in den Sie einen Esslöffel Leinsamen oder Weizenkleie einrühren, sind gut, um den Darm richtig einzustimmen.

1. Fastentag

▶ Jetzt geht es richtig los: Morgens nach dem Aufstehen trinken Sie einen viertel Liter lauwarmes Wasser, in dem ein gestrichener Teelöffel Bittersalz (aus der Apotheke) aufgelöst wurde. Daraufhin kommt es zu mehrmaligen Stuhlentleerungen, wobei der Stuhl häufig wässrig ist.

▶ Frühestens eine Stunde später nehmen Sie als Frühstück zwei Tassen Kräutertee (z. B. Lindenblüten, Melisse, Fenchel, Zinnkraut) zu sich. Trinken Sie den Tee ganz langsam, am besten löffeln Sie ihn mit einem Kaffeelöffel. »Kauen« Sie jeden Schluck ausgiebig, und setzen Sie sich in Ruhe hin, um den Tee zu genießen.

▶ Mittags gibt es einen Teller heiße Gemüsebrühe. Auch hier ist es wichtig, die Suppe ganz langsam, löffelweise zu essen und jeden Schluck konzentriert zu sich zu nehmen. Anschließend ruhen Sie sich etwa eine halbe Stunde aus. Ein Leibwickel regt den Stoffwechsel der Leber an.

▶ Das Abendessen besteht aus zwei Tassen Kräutertee. Löffeln Sie auch diese Mahlzeit und behalten Sie jeden Schluck eine Weile im Mund.

▶ Zwischen den Mahlzeiten trinken Sie immer so viel Wasser wie möglich, um den Körper gut durchzuspülen.

2. bis 5. Fastentag

▶ Die anfängliche Darmentleerung hat stattgefunden, deshalb müssen Sie jetzt kein Bittersalz mehr zu sich nehmen. Sie werden jedoch beobachten, dass Sie während der gesamten Fastenzeit immer wieder Stuhlgang haben, und das, obwohl Sie keine feste Nahrung zu sich nehmen. Wer eine noch intensivere Wirkung erzielen möchte, kann in der Mitte der Fastenwoche, aber durchaus auch jeden zweiten Tag einen Darmeinlauf (Apotheke) durchführen. Molke

oder Sauerkrautsaft als Getränk zwischendurch regen den Darm ebenfalls zu weiterer Tätigkeit an.

▶ Der Ernährungsplan sieht ähnlich aus wie am ersten Fastentag. Sie können allerdings bei Tees und Säften variieren und auch einmal einen Karotten- oder Tomatensaft trinken.

1. bis 3. Aufbautag

▶ Wenn Sie allmählich wieder zu fester Nahrung übergehen, nennt man das Fastenbrechen. Es folgen dann zwei bis drei sogenannte Aufbautage, an denen eine besondere Diät vorgenommen werden sollte.

▶ Als erste feste Nahrung empfiehlt sich ein roher oder gedünsteter Apfel. Wichtig ist, dass Sie die einzelnen Apfelbissen ausdauernd kauen.

▶ Über den Tag verteilt können Sie dann Kartoffel- oder Weizenschrotsuppe, etwas Buttermilch, Knäckebrot und Rohkost in kleinen Portionen zu sich nehmen. Der Sinn dieser Maßnahmen liegt darin, den Darm mit viel Fasermaterial zu füllen, das gut quillt, damit er langsam und schonend zu einer gesunden Tätigkeit angeregt wird.

Wissenswertes über das Fasten

Die Rückbesinnung auf sich selbst und der Verzicht auf Genussmittel, Ablenkung, Zerstreuung und Alltagsbeschäftigungen wie Zeitunglesen oder Fernsehen, das sollte zum Lebensplan aller Menschen gehören. Zu diesem Rückzug ins Ich zählt sicher auch das Fasten – und zwar das Fasten als Nichtessen und als Verzicht. Wer einmal persönliche Erfahrungen damit gesammelt hat, baut es im Allgemeinen immer wieder in seinen Lebensplan ein.

> An jedem Fastentag sollten Sie außer den Mahlzeiten mindestens drei Liter Flüssigkeit zu sich nehmen. Am besten eignet sich ein natriumarmes Mineralwasser. Je mehr Flüssigkeit dem Körper zur Verfügung steht, umso leichter tut er sich, die aus dem Körper gelösten Schadstoffe auszuspülen.

Wie oft und wie lange man fasten sollte

Zweimal pro Jahr, etwa einmal im Frühjahr und einmal im Herbst, für fünf bis höchstens zehn Tage, kann eine Fastenkur bedenkenlos durchgeführt werden, wenn Sie gesund sind und Ihr Arzt zustimmt. Wichtig ist dabei, dass durch das Fasten eine grundsätzliche Ernährungsumstellung eingeleitet wird. Deshalb sind die Aufbautage nach der Fastenkur so ausschlaggebend.

Fastenkur und Arbeitsalltag

Fasten bedeutet im Grunde genommen auch, der Alltagsroutine den Rücken zu kehren und einmal Zeit für Dinge zu haben, die sonst keinen Platz im vollen Terminkalender finden. Deshalb sollte man sich für eine Fastenkur wirklich Zeit nehmen, am besten sogar Urlaub oder eine Folge von Feiertagen dazu nutzen, denn das erste Prinzip bei einer solchen Kur heißt Ruhe für Körper und Seele.

> Auch in den Anschlusstagen sollten Sie Vollwertkost mit wenig tierischen Fetten und wenig Zucker zu sich nehmen. Wenn Sie diese Kost auch später weitgehend beibehalten, vermeiden Sie, dass sich alte Ernährungsfehler wieder einschleichen.

Kann Fasten der Gesundheit schaden?

Fasten kann eigentlich nur dann gefährlich werden, wenn die Regeln nicht eingehalten werden oder schon eine Grunderkrankung vorliegt. Das bedeutet, wer z. B. während des Fastens zu wenig trinkt, den Kreislauf durch Spazierengehen u. Ä. nicht auf Trab hält, riskiert, dass Gesundheitsstörungen auftreten können.

Kann Bittersalz die Darmschleimhaut schädigen?

Bei vorsichtiger Dosierung ist eine Schädigung der Darmschleimhaut noch nicht beobachtet worden. Allerdings kann durch die massive, plötzliche Entleerung mit starkem Wasserverlust, die durch Bittersalz hervorgerufen wird, der Kreislauf stark belastet werden. Deshalb heißt die Empfehlung: viel trinken, für Ruhe sorgen und wenn der Kreislauf wirklich Probleme machen sollte – Füße hoch legen und durch sanfte Massage der Beine den Kreislauf wieder stabilisieren.

Buttermilch und Sauerkrautsaft

Bei all denjenigen, die keine gravierenden Darmprobleme haben und bei denen die Darmfunktion nicht gestört ist, reichen Buttermilch oder Sauerkrautsaft zur Darmentleerung völlig aus. Bei Menschen, die jedoch schon lange unter einer anhaltenden Darmträgheit leiden, müssen Mittel mit stärkerer Wirkung eingesetzt werden, wie beispielsweise Bittersalz.

Abhängig von Bittersalz?

Immer wenn Abführmittel unsachgemäß eingesetzt werden, besteht die Gefahr, dass sich der Darm an diese Unterstützung gewöhnt und ohne sie nicht mehr vernünftig seine Aufgaben erfüllt. Beim Fasten ist der Einsatz von Bittersalz jedoch streng geregelt und auf einen engen Zeitraum begrenzt. Wenn also die Fastenregeln richtig beachtet und umgesetzt werden, ist die Befürchtung, in eine Abhängigkeit zu geraten, unbegründet. Deshalb ist die genaue Reihenfolge von Entlastungstag, Fastentagen und insbesondere Aufbautagen mit ihrem großen Angebot an Ballast- und Faserstoffen so wichtig. Denn dadurch lernt der Darm wieder natürlich zu funktionieren.

Prinzipiell wirkt Bittersalz durch Magnesiumsulfatverbindungen, die auch für den bitteren Geschmack verantwortlich sind. Am Anfang ist seine Wirkung besonders stark. In der Regel kommt es innerhalb einer halben Stunde nach der Einnahme zu einer Darmentleerung.

Wer das erste Mal fastet, sollte das auf jeden Fall außerhalb der normalen Alltagshektik tun. Fasten ist eine Reise in das eigene Ich und bietet demjenigen, der sich für dieses Erlebnis Zeit und Muße nimmt, ganz neue Eindrücke und Erkenntnisse.

Bittersalz zum Abführen sollte mit Bedacht dosiert werden. Der Apotheker berät Sie gerne, wenn Sie mit Bittersalz noch keine Erfahrungen gemacht haben. Auch mit Pflaumen- und Sauerkrautsaft lassen sich gute Erfolge erzielen, wenn der Darm gründlich und sanft entleert werden soll.

Befreiung von Schlacken

Es ist bewiesen, dass der Körper durch Fasten von Schlacken befreit wird. Während des Fastens muss der Organismus nämlich auf Eiweiß- und Fettreserven zurückgreifen, um den Stoffwechsel in Gang zu halten. Dabei werden auch diejenigen Substanzen aus dem Gewebe herausgelöst, die sich dort abgelagert haben und zu Schäden führen können. Dazu gehört z. B. das Cholesterin, das sich an den Gefäßwänden ablagert und dort die gefürchtete Arteriosklerose hervorruft. Andere Stoffe, die beim Fasten abgebaut werden, sind Immunkomplexe, die aus unbrauchbaren Eiweißstoffen entstehen und sich in Nerven, im Muskel- oder im Bindegewebe angereichert haben. Die freigesezten Schlacken können an einigen Fastentagen den Körper »rückvergiften«, Kopf- und Gliederschmerzen treten vorübergehend auf.

Schlacken im Körper lassen sich unter dem Elektronenmikroskop nachweisen, hier kann man an Gewebeproben aber auch erkennen, wie sie sich durch eiweiß- und cholesterinarme Kost abbauen.

Zu Hause oder in der Klinik?

Gesunde Menschen können zu Hause fasten. Alle, die regelmäßig Medikamente nehmen, chronisch krank sind, oder natürlich auch diejenigen, die sich nicht ganz sicher fühlen, sollten ihren Arzt befragen. Jemand, der z. B stark übergewichtig ist, oder bei dem das Fasten als gezielte Therapie gegen eine bestimmte Krankheit eingesetzt wird, sollte zum Fasten in eine Klinik gehen.

Fasten und Essstörungen

Während des Fastens erleben die meisten Menschen eine gewisse Euphorie. Doch diese ist nicht mit einer Sucht gleichzusetzen. Allerdings besteht die Möglichkeit, dass eine Magersucht durch ein Heilfasten kaschiert wird. Denn die meisten Magersüchtigen versuchen, ihre Essstörung zu verbergen und das Heilfasten dient ihnen dann als Rechtfertigungsgrundlage, da sie ja »etwas Gutes für ihre Gesundheit tun«. Deshalb ist es immer mit großer Vorsicht zu beurteilen, wenn eine sowieso schon sehr schlanke junge Frau oder auch ein Mann ständig eine Fastenkur macht.

Colon-Hydro-Therapie

Colon-Hydro-Therapie ist der lateinische Begriff für eine Dickdarm-Wasser-Behandlung. Dahinter steht ein modernes Verfahren, das in den USA entwickelt wurde. Das Behandlungsprinzip ist jedoch eines der ältesten Naturheilmitel. Denn die Colon-Hydro-Therapie ist eine Weiterentwicklung des Darmeinlaufs, und dieser wurde zu Heilzwecken schon im alten Ägypten eingesetzt. Doch auch in vielen anderen Kulturen, besonders bei Naturvölkern, hatten Einläufe eine große Bedeutung. Man knüpfte an sie starke mystische Vorstellungen einer tief greifenden inneren Reinigung. Durch einen Einlauf sollte – wie in der Bibel beschrieben – »der Tempel des Körpers« von allem Giftigen befreit werden, wodurch man sich die Freisetzung besonderer Kräfte erwartete. Man glaubte fest daran, dass auf diese Weise die volle körperliche Gesundheit eintreten werde und dass darüber hinaus auch der Geist eine Klärung erfahre, die einer göttlichen Erleuchtung gleichzusetzen sei. Um diesen Zustand zu erreichen, wurden auch Mittel angewendet, die heute etwas skurril und abwegig anmuten – so verwendete man als Einlaufflüssigkeit keineswegs immer nur Wasser, sondern auch Tee, Kaffee, Milch und sogar Seifenlauge.

Die Colon-Hydro-Therapie wird mit gutem Erfolg auch dann eingesetzt, wenn sich schädliche Pilze im Verdauungssystem eingenistet haben, und dem Organismus schwer zu schaffen machen.

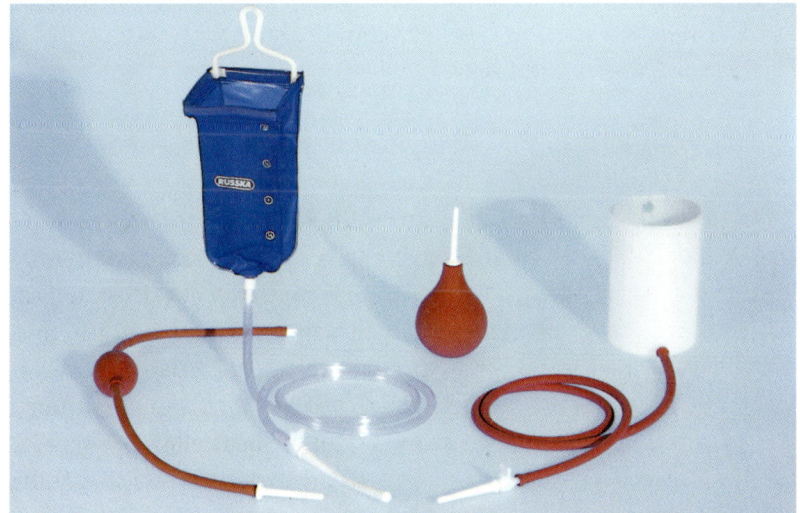

Eine Darmspülung mittels Einlaufgerät sollte nur unter ärztlicher Aufsicht durchgeführt werden.

Darmreinigung unter therapeutischer Aufsicht

Was damals reine Glaubens- und Vorstellungssache war, ist heute zum Teil schon erforscht und belegt. Die Colon-Hydro-Therapie sorgt für eine kontrollierte Darmreinigung und damit auch für die Befreiung des Organismus von Giftstoffen. Sie wird eingesetzt, um eine gestörte Darmfunktion wieder zu normalisieren und um die Darmschleimhaut für eine Regeneration vorzubereiten. Doch auch der ganze Körper zieht aus dieser Behandlung Nutzen. Mit ihr kann eine »Umstimmung« des gesamten Organismus eingeleitet werden. In der Naturheilkunde geht man davon aus, dass durch eine Anregung der körpereigenen Abwehr und eine Harmonisierung aller Regulationsmechanismen die Selbstheilungskräfte des Körpers verbessert werden und sich langfristig wieder ein ausgewogener Energiehaushalt einstellt.

Richtige Vorbereitung

Die Colon-Hydro-Therapie wird vom Arzt oder Heilpraktiker durchgeführt. Er benötigt dafür ein spezielles Gerät, den sogenannten Colon-Hydromat, mit dem sich der gewünschte Wasserdruck, die Wassertemperatur und die Wassermenge individuell einstellen lassen. Zu Beginn der Behandlung steht zunächst ein ausführliches Gespräch mit dem Patienten. Dabei wird detailliert die bisherige Krankengeschichte aufgenommen, insbesondere werden die Beschwerden besprochen, die den Patienten zur Behandlung geführt haben. Danach sollte sich eine umfassende körperliche Untersuchung anschließen. Manchmal kann es angezeigt sein, diese durch weitere diagnostische Methoden, wie etwa Ultraschall oder Laboruntersuchungen, zu ergänzen. Hierbei muss überprüft werden, ob Erkrankungen vorliegen, die eine Anwendung der Colon-Hydro-Therapie verbieten. Das sind vor allem akute Darmentzündungen wie eine Divertikulitis, aber auch chronische Darmerkrankungen wie Colitis ulcerosa und Morbus Crohn sowie offene Hämorrhoiden. Aber auch schwere Herz-Kreislauf-Erkrankungen, Gefäßleiden oder eine Schwangerschaft sprechen gegen die Darmbehandlung mittels Colon-Hydro-Therapie.

Die Colon-Hydro-Therapie muss von den meisten Patienten selbst bezahlt werden. Obwohl nachweislich sehr gute Erfolge erzielt werden können, ist die Kostenübernahme durch die Kassen nur in Ausnahmefällen möglich. Das verführt viele Patienten dazu, die Behandlung zu früh abzubrechen. Obwohl es ihnen schon deutlich besser geht, sind sie dann aber oft noch nicht ausreichend geheilt.

Die Schritte der Colon-Hydro-Therapie

Bei dieser Therapie wird nicht nur in mehreren Sitzungen der Darm gereinigt, sondern es werden auch durch die Einleitung von Wasser verschiedene Reflexzonen im Dickdarm, ähnlich der Fußreflexzonenmassage, stimuliert.

▶ Der Patient nimmt auf der Behandlungsliege Platz und legt sich bequem auf die Seite.

▶ Nun führt der Arzt vorsichtig das eingefettete Spekulum in den After des Patienten ein.

▶ Dann werden zwei Schläuche, die für den Zu- und Ablauf nötig sind, am Spekulum angeschlossen.

▶ Der Patient dreht sich in die Rückenlage und der Wassereinlauf kann behutsam gestartet werden.

▶ Die Wassertemperatur beträgt in der Regel etwa 38 °C und wird dadurch vom Patienten als angenehm empfunden. Zur Anregung des Darms kann die Temperatur zwischendurch aber leicht angehoben oder reduziert werden, je nach dem was angenehmer ist.

▶ Nun beginnt der eigentliche Spülvorgang. Der Arzt kann das Wasser mit wechselndem Druck in den Darm einleiten. Durch den zweiten Schlauch verlässt die Flüssigkeit mit dem gelösten Darminhalt den Organismus und wird in einem speziellen Behälter aufgefangen.

▶ Dieses Einpumpen und Absaugen von Flüssigkeit wird ungefähr 30 Minuten durchgeführt. Anschließend ist die Spülflüssigkeit sehr viel klarer als vor dem ersten Spülgang und enthält kaum noch Kotreste.

▶ Die Wirkung der Darmspülung kann durch eine sanfte Bauchmassage während des Spülvorgangs noch verbessert werden. Die meisten Patienten empfinden diese zusätzliche Maßnahme als sehr angenehm und entspannend. Wer sich dadurch irritiert fühlt, sollte darauf verzichten.

▶ Nach Beendigung der Behandlung dreht sich der Patient wieder zur Seite, damit der Therapeut Schläuche und Spekulum wieder entfernen kann.

Gehörte die Colon-Hydro-Therapie früher vor allem zum Behandlungsrepertoire von Heilpraktikern und wenigen Naturheilkundlern, zieht jetzt dieses Verfahren zunehmend in die Kliniken und Praxen schulmedizinisch tätiger Ärzte ein, da auch sie den großen Nutzen dieser Behandlungsform erkennen.

Sofortige Erleichterung

Die Colon-Hydro-Therapie ist für den Patienten im Allgemeinen kaum schmerzhaft. Nur wenn sich sehr alte Ablagerungen aus dem Darminneren lösen, können kurzzeitig leichte Krämpfe auftreten. Oft schon nach der ersten Sitzung registrieren die Patienten eine spürbare Erleichterung sowohl im körperlichen als auch im seelischen Bereich. Die Befreiung von den Ablagerungen aus dem Darm geht für viele auch mit einer Befreiung von seelischem Ballast einher. Die Colon-Hydro-Therapie kann je nach Erfordernis öfter wiederholt werden. Manche Patienten spüren sogar erst nach mehreren Anwendungen einen richtigen Erfolg.

Wie bei fast allen naturheilkundlichen und homöopathischen Therapien können sich Beschwerden kurzfristig erst einmal verschlimmern. Sie werden aber nach und nach weniger und verschwinden schließlich gänzlich. Es ist deshalb wichtig, den Patienten über dieses Phänomen aufzuklären, damit er nicht die Geduld verliert und womöglich enttäuscht reagiert oder die Behandlung zu früh abbricht. Ein besonderer Vorteil dieser wirksamen Therapie ist, dass sie nahezu keine Nebenwirkungen hat. Voraussetzungen sind jedoch, dass sie von einem erfahrenen Therapeuten durchgeführt wird, dass das Gerät allen Sicherheitsstandards entspricht und dass die Instrumente strengen

> Gegner der Colon-Hydro-Therapie äußern die Befürchtung, dass bei dieser Behandlungsform – wenn sie über den After erfolgt – Giftstoffe aus dem Stuhl gelöst und über die Darmwand in den Körper »gespült« werden. Was an dieser These wirklich dran ist, wird zurzeit in den USA wissenschaftlich untersucht.

Hilfe durch Colon-Hydro-Therapie

▶ Bei Blähungen, Völlegefühl
▶ Bei Verstopfung
▶ Bei nicht entzündeten Divertikeln
▶ Bei rheumatischen Erkrankungen
▶ Bei Allergien
▶ Bei Neurodermitis
▶ Bei depressiven Verstimmungen

▶ Bei Kopfschmerzen und Migräne
▶ Bei Hautstörungen
▶ Bei Müdigkeit und Abgeschlagenheit
▶ Bei Leistungsmangel
▶ Bei Immunschwäche und Infektanfälligkeit
▶ Zur Unterstützung einer Fastenkur

Hygienevorschriften unterliegen. Es sei noch einmal besonders darauf hingewiesen, dass bei der Colon-Hydro-Therapie das Vorgespräch zwischen behandelndem Arzt oder Heilpraktiker und dem Patienten von großer Bedeutung ist. Dabei müssen der Therapieablauf und die voraussichtliche Dauer sowie die Anzahl der Behandlungstermine pro Woche abgeklärt werden. Die Kosten für die Colon-Hydro-Therapie werden häufig nicht von den Krankenkassen erstattet. Doch im Einzelfall kann durch einen Antrag eine – zumindest teilweise – Kostenübernahme erwirkt werden. Eine derartige Sitzung wird mit Kosten zwischen 100 und 200 DM abgerechnet.

Leibwickel und Massagen

Leibwickel und Massagen sind als sanfte Behandlungsmethoden vor allem zur Unterstützung der Darmsanierung und Entgiftung geeignet und können andere Therapieformen ergänzen und in ihrer Wirkung unterstützen. Massage kann einerseits Beruhigung und Entspannung bringen und Krämpfe lösen, andererseits kann sie auch eine Aktivierung hervorrufen. Die Wirkung ist abhängig von der Massagetechnik.

Umstimmung durch milde Reize

Das Prinzip der Wickelanwendung beruht ebenfalls auf einer Stimulation, d. h. der Körper wird durch feuchte Auflagen, Kälte- oder Wärmezufuhr sowie durch eventuelle Kräuterzusätze dosierten Reizen ausgesetzt, die eine gezielte Veränderung der Nervenaktivität, des Stoffwechsels und der Durchblutung hervorrufen.

Durch die Feuchtigkeit und die Temperatur werden vor allem die Nervenenden im Untergewebe der Haut »gereizt«. Diese Stimulierung wird über die Nervenbahnen weitergeleitet und erreicht so auch die Organe, deren Funktion auf diese Weise ebenfalls positiv beeinflusst werden kann. Das vegetative Nervensystem wird harmonisiert, die Durchblutung angeregt, die Energieausbeute der Zellen verbessert und der Abtransport von Stoffwechselendprodukten gefördert.

Normalerweise gehören Wickel zum Programm verschiedener Kuren. In der kurmäßigen Anwendung sind sie besonders effektiv, weil sie zum einen durch geschultes Personal angelegt und zum anderen von vielen anderen therapeutischen Maßnahmen begleitet werden.

Ein Leibwickel ist eine wahre Wohltat für die inneren Organe und hilft, wohl tuend zu entspannen. In der Schwangerschaft, während der Menstruation oder bei akuten Erkrankungen sollte er jedoch nicht angewendet werden.

Die Kneipp-Kur

Eine der wohl bekanntesten und bewährtesten Kurformen ist die Kneipp-Kur. Sie wurde um 1855 von dem berühmten Pfarrer und Naturheilkundler Sebastian Kneipp aus Wörishofen im Allgäu entwickelt. Seiner Theorie liegt ein ganzheitlicher Behandlungsansatz zugrunde, d. h. wie viele Naturheiler betrachtete auch er den Menschen als Ganzheit von Körper, Seele und Geist. Dementsprechend gestaltete Kneipp auch seine Therapie.

Berühmte Wasseranwendungen

Am angenehmsten ist es, wenn man den Wickel nicht selbst anlegt, sondern von jemanden anderen vornehmen lässt. Denn nur dann hat man auch die nötige Ruhe, die wichtig ist, damit die Anwendung auch ihre volle Wirkung entfalten kann.

Die Hydrotherapie ist sicher das, was man mit der Kneipp-Kur am stärksten in Verbindung bringt. Im Repertoire der kneippschen Hydrotherapie finden sich über 130 verschiedene Wasseranwendungen, die zur Behandlung zahlreicher Beschwerden und Störungen eingesetzt werden und auf alle individuellen Bedürfnisse eingehen. Es gibt Waschungen, Wassertreten, Güsse, Bäder, Dampfanwendungen und Wickel, die alle mit kalten, warmen oder wechselnd temperierten Wasserreizen die Regulationsmechanismen des Körpers beeinflussen.

Geeignete Anwendungen für zu Hause

Viele der Anwendungen, die in einer Kur angeboten werden, lassen sich ohne allzu großen Aufwand auch zu Hause durchführen. Hervor-

Die fünf Säulen der kneippschen Therapie

Das von Pfarrer Kneipp entwickelte Kurprogramm setzt sich aus fünf verschiedenen Komponenten zusammen.

▶ Hydrotherapie
(Wasseranwendungen)

▶ Bewegungstherapie
▶ Phytotherapie
(Pflanzenheilkunde)
▶ Ernährungstherapie
▶ Ordnungstherapie
(als Wechselspiel von Leib und Seele)

ragend geeignet sind z. B. alle Formen der Wickel, die man mit ein bisschen Übung und den richtigen Materialien schnell anlegen kann. Speziell im Anschluss an eine Darmreinigung, die etwa ambulant durchgeführt wurde, sollten Sie über eine längere Zeit (etwa vier Wochen) zweimal wöchentlich einen Leibwickel machen.

Kalter Leibwickel

Um einen kalten Leibwickel anzulegen, benötigen Sie drei Tücher: ein Leinentuch, ein Baumwolltuch (z. B. Handtuch) und ein Tuch aus weichem warmen Material, wie z. B. Wolle. Derjenige, dem der Wickel angelegt werden soll, legt sich am besten auf eine Liege oder ins Bett. Kalte Füße bremsen den Stoffwechsel, deshalb ist es besonders wichtig, die Füße mit warmen Socken vor dem Auskühlen zu schützen. Denn durch kalte Füße könnte sich die Wirkung des Wickels nicht voll entfalten. Das Leinentuch wird nun in kaltes Wasser getaucht, fest ausgewrungen und auf den nackten Leib zwischen Rippen und Schambein gelegt. Danach deckt man den Körper locker mit dem Baumwolltuch ab und gibt ein Wolltuch darüber. Nach Bedarf wird der Patient noch gut zugedeckt. Er sollte dann ca. 45 Minuten ruhen. Nach der Ruhezeit werden die Tücher abgenommen und der Körper wird mit einem frischen Baumwollhandtuch durchfrottiert.

Der kalte Leibwickel eignet sich zur Aktivierung der Verdauungsorgane. Wenn Beschwerden bestehen, etwa Durchfall oder Schmerzen, darf er nicht angewendet werden.

Warmer Leibwickel

Ein warmer Leibwickel wird auf die gleiche Weise angelegt wie der kalte Wickel. Einziger Unterschied ist, dass statt kaltem warmes Wasser verwendet wird. Ein warmer Leibwickel hilft, Krämpfe zu lösen und ist ein gutes Hausmittel gegen Durchfall. Vor allem wird seine entspannende Wirkung als äußerst angenehm empfunden.

Als positiver Nebeneffekt ist zu beobachten, dass erhöhter Blutdruck spürbar sinken kann.

> Bei einem kalten Wickel ist es besonders wichtig, die Füße warm zu halten, damit der Stoffwechsel richtig funktionieren kann. Aber auch sonst muss dafür gesorgt werden, dass der Patient nicht friert.

Wohltat für die Leber

Besonders wirkungsvoll zur Unterstützung der Darmsanierung ist in diesem Zusammenhang auch eine Mitbehandlung der Leber. Denn wenn dieses Organ aktiviert wird, können Schadstoffe schneller abgebaut werden. Auch der Gallenfluss wird beschleunigt, Stauungen aufgehoben, was sich wiederum auf die Verdauung positiv auswirkt. Zur Anregung von Leber und Gallenblase hat sich der Heublumensack bewährt, den man in Sanitätsfachgeschäften oder Apotheken schon fertig kaufen kann. Zunächst soll der Heublumensack über Wasserdampf Feuchtigkeit ziehen. Wenn er durchfeuchtet und warm ist, wird er auf den Bauchbereich gelegt, unter dem sich die Leber befindet. Nach ungefähr 30 Minuten sollte man den Heublumensack entfernen.

Heublumensäcke kann man auch ganz einfach selbst herstellen. Dazu wird ein kleiner, sauberer Kopfkissenbezug aus Baumwolle mit getrockneten Heublumen gefüllt. Legen Sie den über Dampf durchfeuchteten und erwärmten Heublumensack auf den Bauchbereich unterhalb der rechten unteren Rippe. So wirkt er besonders gut auf Leber und Gallenblase.

Massagen zur Darmanregung

Eine Massage kann äußerst dynamisierend wirken. Einfachstes Beispiel dafür ist die sanfte Bauchmassage, die jede Mutter bei ihrem Baby durchführt, wenn es wegen Blähungen oder anderer Verdauungsbeschwerden weint. Das leichte Streichen über den Bauch bewirkt eine Entspannung, aktiviert die Darmtätigkeit auf schonende Weise, lässt Blähungen verschwinden und löst Verkrampfungen. Nicht zuletzt spielt aber auch der Hautkontakt bei Massagen eine ganz besondere Rolle. Diesen positiven Effekt kann auch jeder Erwachsene für sich nutzen. Bitten Sie Ihren Partner oder eine andere Ihnen vertraute Person, bei Ihnen eine leichte Bauchmassage durchzuführen.

Spezielle Massageanwendungen

Für die unterschiedlichen Beschwerden im Verdauungsbereich sind auch sehr effiziente Massagegriffe aus der asiatischen Heilkunst bekannt. Hervorragend geeignet sind beispielsweise die Massagetechniken des Shiatsu.

Hinweise für eine wohl tuende Massage

▶ Nehmen Sie sich Zeit und Ruhe. Legen Sie sich entspannt auf den Rücken.
▶ Derjenige, der die Massage ausführen wird, sollte nun durch Reiben seine Hände erwärmen. Danach wird der Bauch mit sanften, streichenden Bewegungen massiert. Am besten wird bei der Bauchmassage ein großer Kreis beschrieben, der immer vom Herzen weg über die linke Seite des Bauchs zum Schambein und über die rechte Bauch-

hälfte bis zum unteren Rippenbogen zurückführt.
▶ Manche Menschen finden es besonders angenehm, wenn zur Massage ein Körperöl benutzt wird. Die Massagebewegungen bekommen dadurch einen intensiveren Charakter.
▶ Die Streichbewegungen dürfen auf keinen Fall mit Druck ausgeführt werden. Techniken, die mit Druck arbeiten, sollten nur ausgebildete Masseure anwenden.

Shiatsu bedeutet Finger- oder Daumendruck. Diese Methode wird in Japan noch heute als ganz einfache Heilmöglichkeit, sozusagen als Hausmittel, bei den verschiedensten Gesundheitsbeschwerden angewendet. Shiatsu basiert, wie viele andere asiatische Heilmethoden, auf dem Wissen um die Existenz von Meridianen, also solcher Bahnen, auf denen die Lebenskraft durch den Körper strömen soll. Nach östlichen Heillehren können der Energiefluss und die Funktion der inneren Organe direkt über die Meridiane beeinflusst werden.

Fünf Übungen gegen Verdauungsbeschwerden

Kreisen auf den Rumpfseiten und auf dem Bauch

▶ Der Partner liegt entspannt auf dem Rücken. Der Massierende kniet in Hüfthöhe neben ihm auf dem Boden und legt seine Hände zu beiden Seiten auf die Hüftknochen. Jetzt werden die Hände langsam, mit sanftem Streichen, über die Rumpfseiten nach oben bis unter die Brüste geführt. Dann gleiten die Hände am Rippenbogen entlang, bis sie sich treffen. Nun werden sie parallel über die Bauchmitte nach unten

Die Darmmassage regt die Peristaltik an. Der Darm bewegt sich besser und befördert die schädlichen Schlackens schneller aus dem Körper heraus. Die Massage fördert außerdem die Durchblutung aller Bauchorgane, was dem Wohlbefinden ebenfalls zuträglich ist.

zu den Ausgangpunkten bewegt. Wiederholen Sie diese Übung mehrmals, und achten Sie darauf, die Hände in der Bauchmitte besonders behutsam zu bewegen. Vermeiden Sie Druck oder ein zu festes Ausstreichen des Bauchs.

Kreisen auf dem Rücken und Bauchhalten

▶ Diesmal legt sich der Partner bequem auf die Seite, der Arm, auf dem er liegt, wird entspannt nach vorn, gestreckt. Der Masseur kniet sich ganz dicht hinter seinen Rücken. Seine beiden Hände liegen parallel am Körper des Liegenden, die eine auf dem Bauch, direkt unter dem Brustbein, die andere auf der entsprechenden Stelle auf dem mittleren Rücken. Nun beginnt die Hand auf dem Rücken entgegen dem Uhrzeigersinn sanft zu kreisen.

▶ Der Kreis soll ungefähr bis zu den beiden Schulterblättern führen und dann nach unten wieder geschlossen werden. Die andere Hand auf dem Bauch gibt dagegen etwas Halt.

Den unteren Rippenbogen massieren

▶ Der Partner liegt auf dem Rücken. Der Masseur kniet erst rechts neben ihm und wechselt während der Übung über den Körper des Partners hinweg auf die linke Seite. Beide Hände liegen direkt außen unter den Rippenbogen des Partners, und die Fingerspitzen drücken leicht in diese Grube. Nach und nach verfolgen die Finger die Grube über die Körpermitte hinweg bis zur anderen Seite.

▶ Grundsätzlich wird von links nach rechts quer über den Körper massiert, so wird der Verdauungsvorgang sanft angeregt.

Beinmassage für den Bauch

▶ Der Masseur kniet neben seinem Partner, der auf dem Rücken liegt und das rechte Bein leicht nach innen gedreht hat. Nun legt der Masseur vorsichtig seine linke Hand direkt unter das Brustbein des Partners. Mit der ganzen Innenfläche seiner rechten Hand beginnt er jetzt – von der Hüfte abwärts – auf das rechte Bein des Partners vorsichtig Druck auszuüben. Nach jedem Druck wird eine kurze Pause eingelegt und dann die Hand etwas weiter nach unten geführt, um die Druck-

---

Bestimmte Bauchmassagen bedürfen spezieller Übung und sollten möglichst nur von Fachleuten durchgeführt werden. Spezielle Gymnastikübungen eignen sich dazu, den Darm auch ohne fremde Hilfe in Schwung zu bringen und schädliche Gase los zu werden.

massage zu wiederholen. Diese Abwärtspassage soll dreimal ausgeführt werden. Dadurch wird der Meridian, der für die Bauchregion zuständig ist, stimuliert.

Die Rippenbasis streichen

▶ Diesmal steht derjenige, der massiert wird. Er soll entspannt sein, die Arme hängen zu beiden Seiten des Körpers einfach nach unten. Der Masseur stellt sich ganz dicht hinter ihn. Er legt die Arme um den Körper seines Partners, bis sich seine Fingerspitzen in der Mitte des Brustbeins berühren. Von diesem Punkt aus streichen die Fingerspitzen nun sanft über den unteren Rippenbogen nach außen. Diese Ausstreichen wird mehrmals wiederholt.

Massage gegen Verstopfung und Blähungen

Die Methode des Shiatsu befasst sich nicht nur mit der Behandlung allgemeiner Verdauungsbeschwerden, sondern bietet auch Hilfe gegen die häufigsten Gesundheitsstörungen in diesem Bereich – Verstopfung und Blähungen. Auch für diese Massagetechnik ist ein Partner erforderlich. Im Folgenden stellen wir Ihnen zwei effektive Übungen vor.

Massagen wirken nicht nur entspannend auf die massierten Körperteile, sondern sie beruhigen auch den gesamten Organismus und die Psyche.

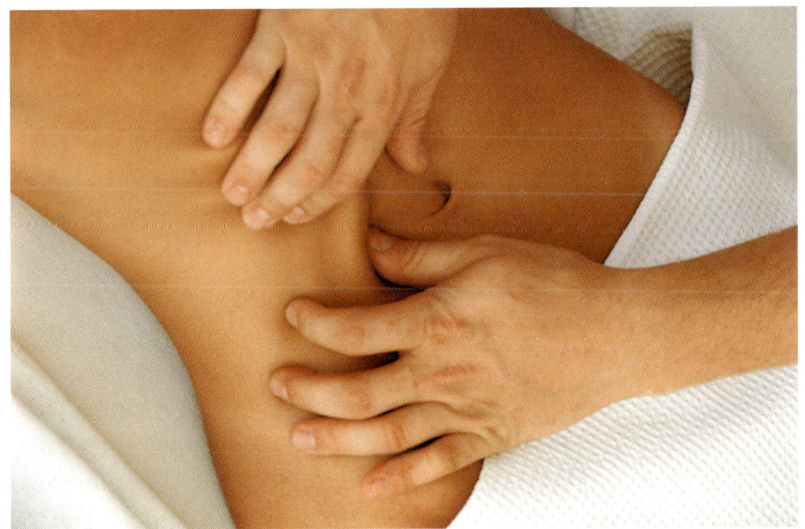

Besonders wirksam gegen Blähungen und Verstopfung sind sanfte Bauchmassagen.

Tips für die Darmmassage ohne Partner

▶ Legen Sie sich entspannt auf den Rücken, und ertasten Sie auf beiden Seiten des Unterleibs Ihre Beckenkämme.

▶ Im Übergang vom Beckenkamm zum Schambein können Sie dann eine kleine Senkung ertasten.

▶ Legen Sie Ihre Handkanten in diese Senkung, und umfassen Sie sanft den Unterbauch.

▶ Schieben Sie nun das Bauchgewebe ohne Druck nach oben in Richtung Herz. Sie halten den Bauch kurz in dieser Position und lassen dann das Gewebe langsam zurücksinken.

▶ Ganz besonders wichtig ist bei dieser Massage die Atemtechnik. Beim Ausatmen führen Sie das Bauchgewebe nach oben, beim Einatmen lassen Sie es zurücksinken.

▶ Wenn Sie diese Technik richtig beherrschen, können Sie beim Einatmen, wenn sich der Bauch nach außen wölbt, mit den Händen ganz vorsichtig etwas Druck auf das Gewebe ausüben.

Eine Darmmassage an sich selbst kann man fünf bis zehn Minuten durchführen. Viele Patienten, die diese Massagetechnik täglich anwenden, bemerken, dass mit der Zeit der Bauch straffer und fester wird und die Darmtätigkeit sich auf natürliche Weise reguliert.

Die Seiten hochziehen

▶ Wieder liegt der zu massierende Partner ruhig auf dem Rücken. Der Massierende kniet neben ihm und fasst mit einer Hand in die Taille, unter den Rücken des Partners, und zieht so die eine Seite leicht nach oben. Anschließend wird mit der zweiten Hand die andere Seite hochgezogen. Dadurch, dass die Hände immer abwechselnd die rechte und linke Flanke nach oben ziehen, entsteht eine leichte Schaukelbewegung, die Verkrampfungen lösen kann und die Verdauung in Schwung bringt. Die Übung wird mehrmals durchgeführt.

Den Bauch wiegen

▶ Der Masseur kniet neben seinem Partner, der auf dem Rücken liegt und legt diesmal beide Hände übereinander ganz sanft auf den Bauch des Partners. Die Fingerspitzen überdecken den Bauchnabel. Dann die Handballen leicht nach unten in die Seiten drücken und wieder anheben. Die Fingerspitzen bleiben auf ihrem Platz.

▶ Diese Bewegung gleicht nach etwas Übung einer Welle, die den Bauch rhythmisch massiert.

▶ Dieses Bauchwiegen wird mehrmals wiederholt. Die Bauchmuskeln entspannen sich dadurch, die Durchblutung nimmt zu, und der Darm kann besser arbeiten.

Sanfte Aktivierung durch Trockenbürsten

Eine ebenfalls sehr positive Wirkung hat das Trockenbürsten, das man sich morgens und abends zur täglichen Gewohnheit machen sollte. Trockenbürsten tut nicht nur der Haut gut, sondern wirkt sich auch positiv auf Stoffwechsel und Durchblutung aus.

▶ Benutzen Sie eine nicht zu harte Bürste mit Kunststoff- oder Natur- borsten oder einen Luffahandschuh.

▶ Beginnen Sie mit dem Bürsten am rechten Fuß, und massieren Sie das Bein mit langsamen kreisenden Bewegungen bis zur Hüfte hinauf. Verfahren Sie beim linken Bein ebenso.

▶ Nun massieren Sie auf gleiche Weise den rechten und den linken Arm. Achten Sie darauf, dass Sie immer von außen zum Herzen hin bürsten, da auf diese Weise die Blutzirkulation in den Gefäßbahnen optimal gefördert wird.

▶ Nun bürsten Sie Gesäß und Bauch. Wer viel sitzt, darf den Po ruhig fester massieren, damit die Durchblutung hier richtig in Schwung ge- bracht wird. Am Bauch hingegen sollten Sie etwas vorsichtiger sein, vor allem wenn Sie empfindlich sind oder unter Verkrampfungen lei- den. Dann dürfen die Massagereize anfangs nur ganz leicht sein. Spä- ter können Sie die Intensität je nach Befindlichkeit und Verträglich- keit vorsichtig steigern.

▶ Besonders angenehm wird die Rückenmassage empfunden. Hier brauchen Sie aber einen Partner, der sich ein wenig Zeit für Sie nimmt. Eine Bürste mit langem Stiel tut es zwar auch, bereitet aber lange nicht so viel Genuss. Auch am Rücken sollte in kreisenden Bewegungen massiert werden, und zwar beidseits der Wirbelsäule. Zur Entspan- nung des Bauchraumes und zur Stimulation der großen Nervenbah- nen, die aus dem Rückenmark austreten, ist es sinnvoll, im Bereich der

Am besten führen Sie das Trockenbürsten vor dem Waschen oder Duschen durch, weil durch die Bürstenmassage abgestor- bene Hautzellen weg- massiert werden. Die Haut wird ganz weich und ist besonders aufnahmefähig für Pflegewirkstoffe.

Wenn Sie unter Krampfadern oder Besenreisern leiden, dürfen Sie keine Bürsten- massage an den Beinen durchführen. Sie müssen sich dann auf die anderen Körperregionen beschränken.

Lenden und des Steißbeins länger zu verweilen und intensiver zu massieren. Sie werden schon nach kurzer Zeit die besondere Wirkung »am eigenen Leib« spüren. Zuerst entsteht ein angenehmes Prickeln, dann empfinden Sie, dass es im Bauch viel wärmer wird, und zum Schluss macht sich die allgemeine Entspannung auch durch ein leises Gluckern und Gurgeln im Darm bemerkbar – ein deutliches Zeichen, dass er beginnt, sich richtig wohl zu fühlen.

Tägliches Trockenbürsten morgens und abends sowie Wechselduschen treiben die Entgiftung über die Haut voran. Das unterstützt den Körper, wenn der Darm von Schlacken gereinigt wird, und beschleunigt den Prozess der Regeneration.

Darmstimulation über die headschen Zonen

In der traditionellen chinesischen Medizin ist es ein jahrtausendealtes Wissen, dass die Organe des Menschen über Energiebahnen mit der Körperoberfläche in Verbindung stehen. Ende des letzten Jahrhunderts machte auch der britische Neurologe Sir Henry Head (1861–1940) die Beobachtung, dass sich Krankheiten im Inneren des Körpers an typischen Veränderungen im äußeren Bereich bemerkbar machen. Er entwickelte daraufhin das Körperschema von Reflexzonen, die heute nach ihm als headsche Zonen bezeichnet werden. In der Naturheilkunde nimmt dieses System einen immer größeren Stellenwert bei der Erkennung und Behandlung von Krankheiten ein.

Reflexzonendiagnostik

Zum Körperschema nach Head gehören exakt definierte Reflexzonen im Rücken- und Nackenbereich, die allerdings von Mensch zu Mensch leicht variieren können. Die oberste Reflexzone befindet sich im Ohr-Nacken-Winkel, die unterste Zone liegt im Steißbeinbereich. Ein geübter Diagnostiker kann durch gezieltes Abtasten der Reflexzonen Gewebeverhärtungen, Gewebeverdickungen sowie Gewebeeinsenkungen feststellen und daraus Rückschlüsse auf den Zustand der Organe ziehen. Verdickte Areale, die bei der Berührung schmerzen können, deuten auf einen Energiestau in dem der Zone zugehörigen Organ hin. Eingesunkene Areale hingegen lassen vermuten, dass bestimmte

Die verschiedenen Reflexzonen

▶ Halsreflexzonen: Störfelder in den Organen Magen, Gallenblase, Herz, Nieren, Darm sowie in Armen und Händen.

▶ Schulterreflexzonen: Störfelder in den Mandeln, den Nasennebenhöhlen, im Dickdarm, in den Eierstöcken sowie im Herzen (links) oder in der Gallenblase (rechts)

▶ Reflexzone oberer Brustkorb rechts: Störfelder in Leber und Gallenblase

▶ Reflexzone mittlerer Brustkorb rechts: Störfelder in der Leber

▶ Reflexzone unterer Brustkorb rechts: Störfelder in Magen und Bauchspeicheldrüse; Verhärtungen in diesem Bereich können auch ein Hinweis auf verschiedene Lebensmittelallergien sein

▶ Reflexzone mittlerer Lendenbereich rechts: Störfelder im Blinddarm

Organe unter Energiemangel und Unterversorgung leiden. Sind Störfelder gefunden worden, können diese durch eine sanfte, aber zielgerichtete Druckmassage der zugehörigen Reflexzonen beinflusst und im günstigsten Fall wieder beseitigt werden.

Auch das Verdauungssystem lässt sich über die headschen Zonen sehr gut analysieren. Werden die Hautareale dieser Reflexzonen von einem erfahrenen Therapeuten behandelt, können sich Energieblockaden in den betreffenden Organen lösen. Man geht davon aus, dass sich dann der Stoffwechsel wieder normalisiert, die Durchblutung verbessert und auch die Nerventätigkeit reguliert wird.

Symbioselenkung

Unverzichtbar nach einer Säuberung des Darms ist der Aufbau einer neuen und gesunden Darmflora. Ähnlich wie wertvoller Boden behutsam regeneriert werden muss, wenn er durch schlechte Behandlung und Schmarotzerpflanzen übersäuert und verdorben wurde, muss auch der Darm nach einer grundlegenden Reinigung neu aufge-

Die Naturheilkunde kennt verschiedene Reflexzonen an und im Körper. Die headschen Zonen befinden sich u. a. auf dem Rücken, die Colon-Hydro-Therapie stimuliert verschiedene Relzfelder im Dickdarm und die Fußreflexzonenmassage arbeitet mit der reflektorischen Beeinflussung von einzelnen Partien des Fußes, die den verschiedenen Organsystemen zugeordnet sind.

baut werden. Dafür werden Organismen eingesetzt, die sich in ihrer Biochemie ergänzen und dem Darm dabei helfen, sich wieder zu erholen und dann im Gleichgewicht zu bleiben. Diese »Neubesiedelung« des Darms nennt man Symbioselenkung. Mit Symbiose ist gemeint, dass sich die vielen hundert verschiedenen Bakterienstämme, die eine gesunde Darmflora ausmachen, in ihrem Zusammenwirken ergänzen. Nur wenn diese Symbiose ausgeglichen ist, kann der Darm auch richtig funktionieren.

Langsamer Aufbau der Darmflora

Bei der Symbioselenkung handelt es sich um eine Therapieform, die man am besten von einem Arzt oder Heilpraktiker durchführen lassen sollte. Ihr Wirkprinzip ist eigentlich ganz einfach: Fehlende Darmkeime werden von außen ersetzt, die Darmflora wird zur Regeneration angeregt.

Dazu nimmt der Patient – nach Anweisung des Therapeuten – Medikamente ein, die bestimmte Bakterienstämme enthalten. Das sind beispielsweise Bifidusbakterien oder Lactobacillus acidophilus. Damit der Darm langsam wieder daran gewöhnt wird, mit seinen Besiedlern zu leben, wird am Anfang der Behandlung eine geringe Anzahl von Bakterien gegeben, die erst nach und nach gesteigert wird.

Um den Keimen ein besonders angenehmes »Klima« im Darm zu bieten, in dem sie sich ideal vermehren und eine gesunde Symbiose mit den anderen Keimen bilden, können gleichzeitig Milchsäureprodukte eingenommen werden. Denn vor allem die Eiweiße der Milchsäure sind richtiges »Kraftfutter« für die Bakterien. Der Aufbau einer intakten Symbiose erfordert vom Patienten etwas Geduld. Man rechnet meist mit einer Behandlungsdauer von mehreren Monaten.

Positiv für das Immunsystem

Ein besonders wichtiger Aspekt bei der Symbioselenkung ist die Stärkung des Immunsystems. Denn die Peyerschen Plaques, also die kleinen Lymphknoten, die vor allem im Dünndarm angesiedelt sind und

Nach einer erfolgreichen Darmsanierung reagiert der Körper wieder auf das Signal »satt«. Auch das Bedürfnis zwischendurch zu naschen verschwindet bei vielen Menschen ganz, weil sie erfahren haben, wie wohltuend Nahrungspausen zwischen den Mahlzeiten für Darm und Körper sind.

einen wichtigen Teil des körpereigenen Abwehrsystems bilden, sind indirekt von der Bakterienbesiedelung im Darm abhängig. Ist die Darmflora ideal zusammengesetzt, regen die Bakterien diese Lymphknoten zum Wachstum an. Je besser also die Symbiose funktioniert, desto besser arbeitet auch das Immunsystem.

Ernährungsumstellung

Wenn die Darmflora durch diese Maßnahmen wieder in Ordnung gebracht worden ist, soll dieser Zustand natürlich dauerhaft erhalten bleiben. Den größten Einfluss hat dabei das, was wir täglich essen und trinken. Das bedeutet, dass man nicht wieder in alte Ernährungs- muster und -fehler zurückfallen darf, sondern ganz gezielt seine Ernährung so umstellen sollte, dass sie dem Darm nicht schadet, son- dern wohl tut. Nutzen Sie also die Darmsanierung zu einer gezielten Ernährungsumstellung.

Die zehn Gebote der darmgesunden Ernährung

1. Gebot: Ausreichende Flüssigkeitszufuhr

Nehmen Sie pro Tag ungefähr zweieinhalb Liter Flüssigkeit zusätzlich zur Nahrung auf. Mineralwasser und Kräutertee eignen sich als Ge- tränke am besten. Kaffee, schwarzer Tee und alkoholische Getränke sollten so wenig wie möglich konsumiert werden. Sie belasten die Darmfunktion und den Kreislauf.

2. Gebot: Die ideale Nahrungszusammensetzung

Die Zusammenstellung der Nahrung ist ausschlaggebend. Sie sollte zu 55 bis 60 Prozent aus Kohlenhydraten bestehen. Kohlenhydratreich sind Brot, Kartoffeln, Reis, Nudeln und Getreide.

Zur gesunden Ernährung, bei der der Darm seine Aufgaben optimal erfüllen kann, zählen täglich frisches Obst, Gemüse, Vollkornprodukte sowie Milch und Honig. Als Durstlöscher eignen sich Mineralwasser und Früch- tetees. Das Mineralwasser sollte möglichst natrium- arm sein.

Der Anteil des Fetts darf 25 bis 30 Prozent der Nahrung betragen. Besonders wertvolle Fette bieten Nüsse, Mandeln, Oliven, Fisch, Pflanzensamen und kaltgepresste Pflanzenöle.

Die ungesättigten Fettsäuren pflanzlichen Ursprungs sind gesund, weil sie sich – anders als die gesättigten, tierischen Fette – nicht an den Wänden der Blutgefäße ablagern. Achten Sie deshalb darauf, dass Sie Ihre Fettaufnahme vor allem aus Pflanzenfetten bestreiten.

15 bis 20 Prozent der Nahrung sollte aus (vorwiegend pflanzlichen) Eiweißen bestehen. Tierische Eiweiße stammen aus Fleisch, Fisch, Eiern, Milch; pflanzliches Eiweiß ist vor allem in Sojabohnen, Kartoffeln, Weizenkeimen, Erbsen und Linsen. Durch diese prozentuale Aufteilung ist im Grunde genommen schon festgelegt, wie eine vollwertige und vor allem eine darmgesunde Ernährung aussehen sollte.

3. Gebot: Basische Lebensmittel bevorzugen

In der Körperchemie spielt der sogenannte Säure-Basen-Haushalt eine ganz entscheidende Rolle. Alle Stoffwechselvorgänge sind davon abhängig, dass der Säurewert in den verschiedenen Bereichen des Körpers stimmt.

Ist beispielsweise der pH-Wert der Haut zu sauer, wird sie störanfällig und neigt zu Entzündungen. Auch die Schleimhäute bauen über Säuresteuerung einen Schutzmantel auf, mit dem sie Krankheitserreger, die von außen einwirken, abwehren können. Verschiebt sich der pH-Wert des Blutes, kann das sogar lebensgefährlich werden, weil dann die gesamte Energieversorgung des Organismus zusammenbre-

Der Säurewert wird meist als pH-Wert gemessen. Je niedriger der pH-Wert, umso saurer ist eine Substanz. Wird das Körpermilieu zu sauer, funktionieren viele Stoffwechselvorgänge nicht mehr richtig und schädliche Substanzen wie z. B. Harnsäure können kristallisieren und sich im Körper ablagern. Im Magen allerdings ist ein saures Milieu erwünscht, um die Aufspaltung der Speisen zu erleichtern. Deshalb findet sich im Magen eine starke Säure, die Salzsäure, die dort von bestimmten Zellen hergestellt wird.

Wirkung der Lebensmittel

▶ Sauer: Fleisch, Wurst, Fisch, Kaffee, schwarzer Tee, alkoholische Getränke, Süßspeisen, Hartkäse, Quark, Getreideprodukte, Buchweizen, Reis, Erdnüsse, Dosengemüse

▶ Basisch: Soja, alle Gemüsesorten – außer Rosenkohl und Artischocken – Kartoffeln, Obst, Milch
▶ Neutral: Naturbelassene Öle, Butter, Mandeln, Haselnüsse

chen kann. Für einen reibungslosen Ablauf aller Körperfunktionen ist es ausschlaggebend, dass immer ausreichend basische Lebensmittel zugeführt werden.

Achten Sie deshalb bei der Wahl Ihrer Lebensmittel darauf, welche basisch und welche sauer sind. Die Speisen sollten zu 80 Prozent aus dem basischen Bereich, zu 20 Prozent aus dem sauren stammen.

Ein Zu viel an säurereichen Nahrungsmitteln übersäuert den Magen und die Verdauungsorgane und bringt damit auch die Darmflora aus ihrem Gleichgewicht. Ist die Darmflora erst einmal »angeschlagen«, kann dies zu gesundheitlichen Problemen führen.

4. Gebot: Die Speisen optimal zubereiten

Wenn Sie nach den obigen Vorschlägen Ihren Ernährungsplan zusammengestellt haben, gibt es auch bei der Zubereitung der Speisen noch einige Regeln zu beachten, um die Darmgesundheit weiter zu gewährleisten. Wer beispielsweise meint, dass er ganz besonders gesund lebt, weil er fast nur noch Rohkost zu sich nimmt, liegt falsch.

Denn wenn dem Darm fast ausschließlich faserreiche Rohkost angeboten wird, kann das bei empfindlichen Menschen eine Überlastung bedeuten. Außerdem entstehen bei der Vergärung dieser Stoffe besonders viele Gase, die den Körper aufblähen und ins Blut gelangen können. Das bedeutet jedoch nicht, dass man auf Rohkost gänzlich verzichten sollte. Ausschlaggebend ist der Zeitpunkt, zu dem man sie verzehrt. Morgens und mittags verträgt der Körper diese Nahrungsmittel nämlich meist ohne Probleme und verdaut sie schnell. Abends sollte man auf zu viel Rohkost jedoch verzichten. Denn sie kann über Nacht zu lang in den Verdauungsorganen verweilen, ohne richtig weiterverarbeitet zu werden.

Aber auch zu langes Kochen sollte bei der Zubereitung der Speisen vermieden werden, damit die wertvollen Inhaltsstoffe nicht durch die Hitze zerstört werden. Ideal ist entweder das schonende Dünsten der Lebensmittel oder das Garen auf Dampf. Ein verstellbares Einsatzsieb für den Kochtopf, in dem Sie problemlos Dampfkochen können, erhalten Sie in allen Haushaltswarengeschäften.

Der Einkauf von Gewürzmischungen sollte besonders kritisch erfolgen. In vielen Ländern gelten andere lebensmittelrechtliche Bestimmungen als bei uns, und beispielsweise eine Strahlungsbehandlung ist kaum nachweisbar.

Achten Sie beim Kochen immer auf maximale Frische der Lebensmittel und ihre schonende Zubereitung, damit alle wichtigen Nährstoffe erhalten bleiben.

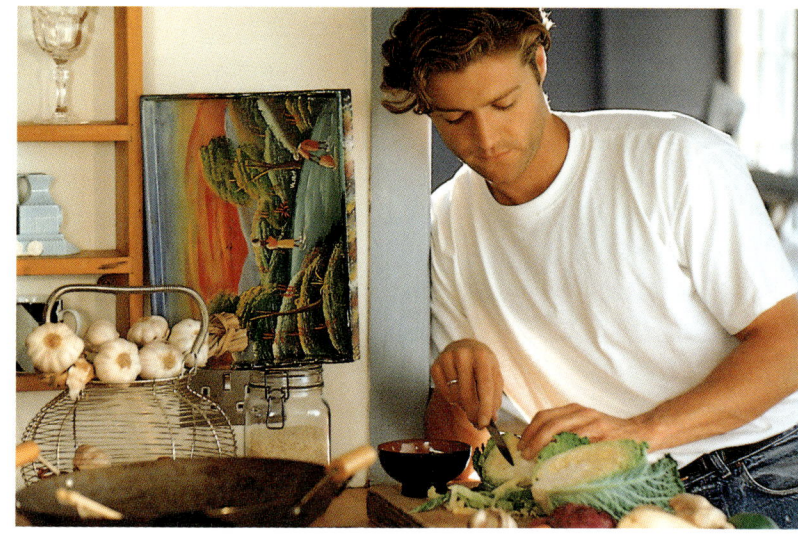

5. Gebot: Frischkost statt Konserven

Achten Sie beim Einkauf darauf, dass die Nahrungsmittel wenn möglich aus kontrolliertem Anbau oder kontrollierter Aufzucht stammen. Damit vermeiden Sie eine zusätzliche Belastung Ihrer Verdauungsorgane durch Giftstoffe. Verwenden Sie am besten immer frische Ware, und verzichten Sie weitgehend auf Fertig- oder Halbfertigprodukte sowie Tiefkühlkost, weil diese meistens Konservierungsstoffe und andere Zusätze wie z. B. Geschmacksverstärker, Emulgatoren, Farbstoffe oder Aromastoffe enthalten oder bestrahlt wurden.

Milchzucker ist ein wertvoller Helfer bei Darmträgheit. Vor allem Joghurt versorgt den Darm mit natürlichem Milchzucker und wichtigen Milchsäurebakterien.

6. Gebot: Vitamin- und mineralstoffreiche Lebensmittel

Vitamine gehören zu den wichtigsten Antriebsmotoren des Stoffwechsels. Sie regulieren beispielsweise die Atmung, beeinflussen die Blutbildung und die Nerventätigkeit und aktivieren den Energiehaushalt mit. Außerdem funktionieren sie auch als Transporthilfen für andere wichtige Substanzen, als da wären Mineralstoffe wie Magnesium und Kalzium sowie Spurenelemente wie z. B. Eisen oder Selen. Darüber hinaus erfüllen Vitamine ganz wichtige Funktionen beim Zellschutz und der Immunabwehr. Besonders die Vitamine C und E sowie Beta-Karotin schützen den Organismus vor Angriffen aus der Umwelt: Schadstoffe, Chemiegifte, Krankheitserreger sowie energiereiche Strahlungen, z. B. UV-Licht, greifen pausenlos unsere Körperzellen an und erzeugen dabei sehr aggressive Moleküle, die als freie Radikale bezeichnet werden.

Gefährliche Aggressoren

Freie Radikale setzen den Zellen zu, indem sie Löcher in die Membranen reißen, die die Zellen als Wände umgeben. Dadurch werden die Zellen schwer geschädigt oder sogar ganz zerstört. Ein äußerlich sichtbares Zeichen dieser Schädigung ist die Hautalterung; aber auch Immunstörungen und schwere Krankheiten wie Krebs können durch freie Radikale verursacht werden.

Die Zellschutzvitamine sind ebenfalls in den Membranen tätig und wirken dort als Erste-Hilfe-Einsatz. Sie flicken entstandene Löcher und tragen zur Regeneration der Zelle bei. Außerdem sorgen sie zusammen mit anderen Substanzen dafür, dass immer wieder frische Zellen vom Körper produziert werden.

Vitamin- und mineralstoffreiche Kost

Genügend Vitamine und Mineralstoffe bekommt der Körper am einfachsten durch eine ausgewogene Mischkost. Dazu gehören Milch und Milchprodukte, frisches Obst, Gemüse, Getreideerzeugnisse, Kartoffeln und in bestimmten Mengen auch Fisch und Fleisch. In dieser Nahrung sind die wichtigen Energiebausteine Fett, Eiweiß und Kohlenhydrate sowie alle Vitamine, Mineralstoffe und Spurenelemente, die der Körper für seine Funktionen braucht, im richtigen Verhältnis vorhanden.

Im manchen Fällen hat der Organismus einen Mehrbedarf an Vitaminen und Mineralstoffen, z. B. bei erhöhten körperlichen und seelischen Leistungsanforderungen, während der Schwangerschaft und der Stillzeit sowie nach Krankheiten. Dann kann es sinnvoll sein, vorübergehend ein Vitamin- und Mineralstoffpräparat zur Anreicherung der täglichen Kost einzunehmen.

7. Gebot: Mäßig aber regelmäßig

Teilen Sie sich Ihre Mahlzeiten so ein, dass Sie über den Tag verteilt etwa vier bis kleine Portionen zu sich nehmen. Das ist besser als die herkömmliche Einteilung in die drei Hauptmahlzeiten Frühstück, Mittagessen und Abendessen. Nehmen Sie morgens ein reichhaltiges Frühstück zu sich, am späten Vormittag können Sie dann einen kleinen Imbiss verzehren – z. B. etwas Obst und einen Joghurt. Mittags gibt es eine leichte warme Mahlzeit, die vorwiegend aus Gemüse bestehen sollte, am frühen Nachmittag verspeisen Sie eine Zwischenmahlzeit mit Obst, Vollkornkeksen oder mit einem Käsebrot und Tomaten. Am frühen Abend können Sie dann ein eher schlichtes Mahl, z. B. mit einer Tomaten- oder Kartoffelsuppe und einem leichten Nudel- oder Reisgericht, zu sich nehmen.

8. Gebot: Mit Muße und Genuss essen

Nehmen Sie jede Mahlzeit in Ruhe und nicht unter Stress ein. Wählen Sie Ihre Nahrungsmittel sorgfältig aus, und richten Sie Ihr Denken darauf, dass Sie Ihrem Körper mit diesem Essen etwas Gesundes tun. Schlingen Sie keine großen Happen hinunter, sondern kauen Sie kleine Bissen ausreichend lang.

Damit ist gemeint, dass jeder Bissen ungefähr 30-mal gekaut werden sollte. Was Ihnen jetzt vielleicht unvorstellbar erscheint, haben Sie sicher nach einer kurzen Umgewöhnungszeit schon bald verinnerlicht. Denken Sie beim Kauen darüber nach, was Sie gerade essen, versuchen Sie mit der Zunge alle Geschmacksaspekte in diesem Nahrungsmittel festzustellen.

Fällt Ihnen dabei auf, dass wir heute schon fast verlernt haben, genau zu kosten und alle Nuancen von dem, was wir gerade verzehren, auch zu genießen? Nicht umsonst gibt es die Redewendung »es zergeht auf der Zunge«, die einen besonderen Genuss bezeichnet.

Der gesundheitliche Aspekt dieses ausführlichen Kauens liegt darin, dass durch die Zerkleinerung der Nahrung und ihre ausführliche Durchmischung mit Speichel schon im Mund die »Vor«-Verdauung beginnen kann. Magen und Darm bekommen auf diese Weise ideal aufbereitete Nahrung und können sich ohne belastende Mehrarbeit den Verdauungsaufgaben widmen, für die sie geschaffen wurden. Wie schon erwähnt, beginnt die Kohlenhydratverdauung durch Speichelenzyme bereits im Mund.

Langes und gründliches Kauen kann sich auch positiv auf das Körpergewicht auswirken. Bei schnellem Essen erreichen uns die Sättigungssignale aus dem Gehirn häufig erst, wenn der Teller leer ist und der Magen schon übervoll. Da durch das intensive Kauen der Vorgang der Nahrungsaufnahme verlangsamt wird, hat man viel weniger Nahrung zu sich genommen, wenn einen Sättigungsimpulse des Gehirns erreichen.

9. Gebot: Gute Zähne für einen kräftigen Biss

Gründliches Kauen hängt allerdings von gesunden Zähnen ab. Bestehen Zahn- oder Kieferprobleme, sitzt eine Zahnprothese nicht richtig, befinden sich in der Mundschleimhaut oder am Zahnfleisch Entzündungen, bereitet das beim Kauen meist massive Probleme, und man wird automatisch eine »Vermeidungshaltung« einnehmen und versuchen, die Nahrung lieber weitgehend unzerkaut hinunterzuschlucken. Deshalb ist es notwendig, dass Sie Probleme und Krankheiten im Mundbereich vom Hals-Nasen-Ohrenarzt oder Kieferorthopäden behandeln sowie Zahndefekte vom Zahnarzt sanieren lassen.

Die Zahngesundheit leistet einen wichtigen Beitrag dazu, dass der Genuss einer Speise nicht durch schmerzhaftes Kauen getrübt wird und die Nahrung nur schnell heruntergeschlungen wird.

10. Gebot: Erst essen, dann trinken

Vermeiden Sie es möglichst, während der Mahlzeiten zu trinken, weil durch reichlich Flüssigkeit die Verdauungssäfte verdünnt werden und nicht mehr ihre volle Wirkung entfalten können. Besser ist es, etwa eine Stunde nach der Mahlzeit sowie natürlich zwischen den Mahlzeiten den Durst zu stillen und den Flüssigkeitsbedarf zu decken.

Rezeptvarianten für einen darmgesunden Ernährungstag

Unsere moderne Küche bietet eine Vielfalt an Lebensmitteln, die nicht nur köstlich schmecken, sondern unserer Gesundheit in hohem Maße zuträglich sind. Mit ein bisschen Phantasie kann man auch selbst immer wieder neue köstliche Rezepte und Variationen entwickeln, mit denen sich die tägliche Kost abwechslungsreich, schmackhaft und bekömmlich gestalten lässt. Als kleine Anregung stellen wir Ihnen auf den folgenden Seiten drei Frühstücks-, Mittags- und Abendrezepte vor, die für die Gesundheit Ihres Darms besonders nützlich sind. Obst- und Gemüsesorten können bei diesen Rezepten jederzeit ausgetauscht werden. Allerdings sollten Sie darauf achten, dass Sie Gemüse der Saison und möglichst aus Ihrer Region einkaufen.

Konzentrieren Sie sich während der Mahlzeiten auf Ihr Essen, und lassen Sie die Zeitung liegen und den Fernseher aus. Ein wenig ruhige, angenehme Musik kann den Genuss Ihrer Mahlzeiten jedoch steigern und eine gelassene, angenehme Atmosphäre schaffen.

Tagesplan 1

Frühstück: Rustikales Grahamfrühstück

Die eine Hälfte einer knusprigen Grahamsemmel wird mit Magerkäse (Hüttenkäse, Quark, Frischkäse etc.) bestrichen und mit frischen Kräutern gewürzt (Petersilie, Schnittlauch, Dill). Auf die andere Hälfte geben Sie ein wenig Butter und einen hochwertigen Honig. Trinken Sie dazu 1/4 Liter grünen Tee, auf Kaffee sollten Sie heute einmal verzichten. Ignorieren Sie die Zeitung während des Frühstücks, und nehmen Sie sich richtig Zeit, Ihr Frühstück zu genießen.

Kleine Zwischenmahlzeit: Zitronenapfel

1 großer Apfel wird in mundgerechte Scheiben geschnitten und mit etwas frischem Zitronen- oder Limettensaft beträufelt. Kauen Sie jeden Apfelschnitz langsam und ausdauernd, und nehmen Sie sich für den Genuss des Apfels mindestens 15 bis 20 Minuten Zeit.

Mittagessen: Rohrkartoffeln mit Hirsebratlingen

Rohe Kartoffeln werden in feine Scheiben geschnitten und in eine mit cholesterinfreiem Öl gefettete Auflaufform geschichtet. Bestreuen Sie die Kartoffelschicht mit wenig Kräutersalz, und bestreichen Sie sie mit ein paar Esslöffeln Sauerrahm. Im Backofen bei ca. 190 °C etwa 30 Minuten backen.

Währenddessen bereiten Sie den Teig für die Bratlinge zu. Dazu kochen Sie eine Tasse Hirse in wenig Wasser kurz auf und lassen sie etwas quellen. Bereiten Sie eine Mischung aus 1 Ei, 100 Gramm zarten Haferflocken, 1 kleinen fein geschnittenen Zwiebel, 1 zerdrückten Knoblauchzehe und 1 Esslöffel frisch gehackter Kräuter zu, und heben Sie die abgekühlte und abgetropfte Hirse unter.

Falls der Teig noch nicht bindet, geben Sie weitere Haferflocken oder Vollkornbrösel dazu. Schmecken Sie den Teig mit Kräutersalz und 1 Prise frisch gemahlenem Pfeffer ab, formen Sie flache Küchlein und backen Sie diese in cholesterinfreiem Bratfett in der Pfanne aus. Legen Sie immer nur eine kleine Portion (1 Bratling, 2 Esslöffel Kartoffeln auf Ihren Teller, und garnieren Sie diese üppig mit frischen Gurkenschei-

Ihrer Gesundheit zuliebe sollten Sie auf Produkte aus kontrollierten Betrieben achten. Verwenden Sie so wenig Salz wie möglich, und benutzen Sie, wenn Sie salzen, jodhaltiges Salz oder noch besser jodhaltiges Kräutersalz. Um Ihre Speisen geschmacklich abzurunden eignen sich reichlich frische Kräuter.

ben. Halten Sie die übrige Speise warm, und überprüfen Sie vor jedem Nachschlag, ob Sie wirklich noch hungrig sind. Essen Sie mit Muße und Genuss.

Kleiner Nachmittagsimbiss: Kekse mit Nussmark und Obst

Bestreichen Sie 4 Vollkornkekse mit Haselnussmark, und garnieren Sie sie mit etwas Obst (Erdbeeren, Johannisbeeren, Mandarinenscheibchen). Trinken Sie 1 Glas Buttermilch dazu.

Abendessen: Gemüsesuppe

Bringen Sie 1/2 Liter Wasser zum Kochen, und schneiden Sie 1/2 Stange Lauch, 2 Karotten und 1 Kartoffel hinein. Lassen Sie die Suppe ungefähr 15 Minuten sanft köcheln, und zerdrücken Sie dann das Gemüse so weit es geht. Würzen Sie die Suppe mit Kräutersalz und Hefeextrakt. Zum Garnieren verwenden Sie frische Kresse. Genießen Sie die Suppe mit einem kleinen Löffel, essen Sie dazu 2 Scheiben Vollkornknäckebrot. Kauen Sie jeden Bissen ausgiebig, und spülen Sie ihn nicht mit der Suppe hinunter. Vergegenwärtigen Sie sich, wie viele Mineralstoffe und Vitamine Sie mit dieser frischen Gemüsesuppe zu sich nehmen und wie hoch der verdauungsanregende Ballaststoffgehalt des Knäckebrots ist.

Tagesplan 2

Frühstück: Starkes Hafermüsli

Setzen Sie gleich nach dem Aufstehen in einer großen Tasse oder einem Schälchen 4 Esslöffel zarte Haferflocken mit 125 Milliliter frischer Milch an. Verrühren Sie Milch und Flocken gut miteinander, und lassen Sie die Flocken quellen. Währenddessen können Sie sich waschen und anziehen. Zu dem gequollenen Milch-Hafer-Brei geben Sie 1 Teelöffel Qualitätshonig und etwas frisches Obst, beispielsweise Apfelschnitze, Brombeeren, Birnenscheiben, Heidelbeeren, Bananen oder Trauben. Streuen Sie 1 Esslöffel frisch gehackte Nüsse (Cashewkerne, Walnüsse, Haselnüsse) über das Müsli. Essen Sie das Hafermüsli mit einem kleinen Teelöffel, kauen Sie ausdauernd und mit Genuss.

Der Darm benötigt einige Zeit, um die Mahlzeit zu verdauen, deshalb sollte das Abendbrot nicht zu spät eingenommen werden. Optimal wäre es, gegen 18 Uhr zu Abend zu essen.

Zwischen den Mahlzeiten darf das Trinken nicht zu kurz kommen. Zwei bis drei Liter Flüssigkeit sollten während eines Tages zusätzlich zur Nahrung aufgenommen werden. Das ist eine ganze Menge und erfordert, dass man etwa ein Glas (200 Milliliter Flüssigkeit) pro Stunde trinkt.

Stellen Sie sich vor, wie die Inhaltsstoffe dieser Mahlzeit die Schleimhäute im Magen und im Darm als schützenden Film bedecken und ihnen Kraft geben. Trinken Sie nach der Mahlzeit 2 Tassen Hagebuttentee.

Kleine Zwischenmahlzeit: Bananenzwieback

Schneiden Sie 1 kleine Banane in Scheiben. Bestreichen Sie 1 Vollkornzwieback mit etwas Butter, und belegen Sie ihn mit Bananenscheiben. Essen Sie langsam und bewusst, und trinken Sie anschließend 1 Glas frisch gepressten Orangen- oder Grapefruitsaft.

Mittagessen: Seesaibling mit Vollkorn-Wildreis und Blattsalaten

Kochen Sie 1 Tasse Vollkornreis und 1/2 Tasse Wildreis in ausreichend Wasser, das mit etwas Meersalz gewürzt ist. Während der Reis kocht, bereiten Sie die Saiblingfilets zum Garen vor. Nehmen Sie einen flachen Topf oder Bräter, füllen Sie fingerhoch Wasser ein, und geben Sie 1 Biogemüsebrühwürfel hinzu. Wenn der Sud zu kochen beginnt, legen Sie die Fischfilets hinein. Je nach Geschmack können Sie jetzt auch noch 1 zerdrückte Knoblauchzehe, etwas frischen Rosmarin und Thymian sowie 1 in feine Ringe geschnittene Frühlingszwiebel darübergeben.

Verschließen Sie den Topf, drehen Sie die Temperatur herunter, und lassen Sie den Fisch 10 Minuten ziehen. Nun waschen Sie einen der Saison entsprechenden Blattsalat, geben ihn in eine Schüssel und machen ihn mit einer Salatsauce aus etwas Zitronensaft, Kräutersalz und einem hochwertigen Öl an.

Den Reis abgießen, in einer Halbkugel auf dem Teller anrichten, das Fischfilet vorsichtig aus dem Sud heben und daneben legen. Besonders gut schmeckt es, wenn Sie 2 bis 3 Esslöffel der Fischbrühe über den Reis geben.

Auch bei diesem köstlichen Mahl heißt es wieder bewusst und ausgiebig kauen. Sie werden merken, dass vor allem der Wildreis durch das lange Kauen ein besonderes Aroma entwickelt und seine nussartige Geschmackskomponente voll entfaltet. Beim hastigen Hinunterschlingen würde Ihnen das sicher verborgen bleiben. Abgesehen davon, würden Sie Ihrem Magen damit keinen Gefallen tun.

Zu viel Rohkost verursacht Blähungen, besonders abends empfiehlt es sich bei Rohkost und schwerem, frischem Vollkornbrot eher zurückhaltend zu sein, da diese Nahrungsmittel über Nacht leicht gären. Leichte, schnell verdauliche Kost fördert den gesunden Schlaf und belastet nicht den Darm.

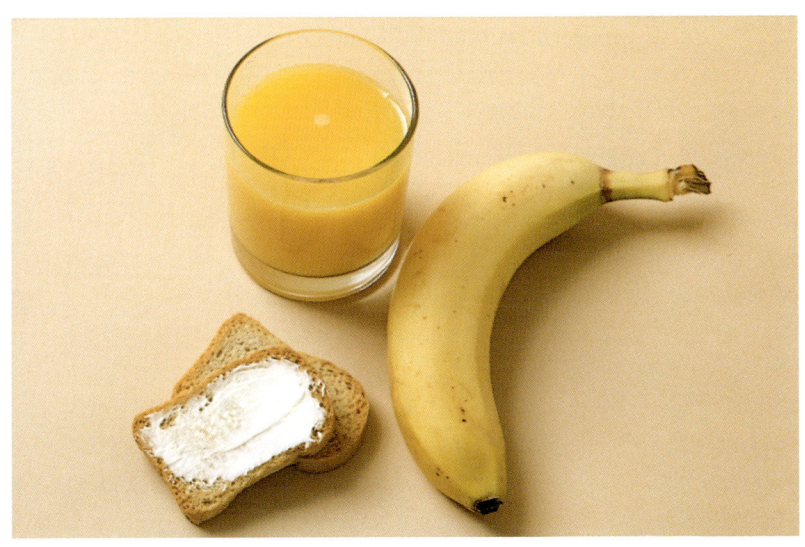

*Schonend für den Darm
und einfach zuzubereiten
ist der Bananenzwieback
(Rezept siehe Seite 78).*

Kleiner Nachmittagsimbiss: Mandeljoghurt

1 Naturjoghurt wird mit 1 Teelöffel Mandelpaste aus dem Reformhaus und etwas Milch verrührt.

Abendessen: Buntes Vollkornbrot

Bestreichen Sie 1 bis 2 Scheiben Vollkornbrot dick mit Quark der Halbfettstufe. Belegen Sie dann das Quarkbrot phantasievoll mit frischem, möglichst buntem Gemüse. Kombinieren Sie z.B. gelbe Paprikaschote mit grünen Schnittlauchröllchen und leuchtend roten Radieschenscheibchen oder grüne Gurkenscheiben mit roten Tomatenschnitzen. Würzen Sie mit wenig Kräutersalz. Trinken Sie nach der Mahlzeit 1/4 Liter Matetee langsam und in kleinen Schlucken.

Tagesplan 3

Frühstück: Sanddornjoghurt mit Vollkornkeksen

1 Becher Biojoghurt wird mit Sanddornsaft verrührt und nach Geschmack mit Honig gesüßt. Dazu essen Sie 4 mit etwas Butter bestrichene Vollkornkekse. Zum Trinken gibt es diesmal Ceylontee aus biologischem Anbau. Auch wenn der Joghurt durch den Sanddornsaft

Die hier vorgestellten Rezepte sollen eine Anregung für Ihren künftigen Speiseplan sein. Mit vollwertigen Getreideprodukten, frischem Obst und Gemüse lassen sich eine Vielzahl neuer Köstlichkeiten kreieren.

etwas dünnflüssiger ist, sollten Sie jeden Löffel richtig durchkauen und den Unterschied zwischem dem säuerlich-frischen Sanddorn, dem milden Joghurt und dem herb-süßen Honig herauszuschmecken versuchen.

Kleine Zwischenmahlzeit: Zellschutz- und Energietrunk

Heute schlagen wir Ihnen für zwischendurch 1 großes Glas frisch gepressten Karottensaft vor. Rühren Sie 1 Esslöffel gutes Keimöl darunter, und geben Sie 1 Schuss Limonensaft hinzu. Das Öl ist wichtig, um das wertvolle Vitamin A für den Körper nutzbar zu machen. Vitamin A hat wichtige Funktionen für die Sehkraft sowie im Zellschutz. Auch das Vitamin E im Öl schützt die Zellen und stärkt zusätzlich Ihre Leistungskraft. Das Vitamin C aus der Limone kurbelt Ihre Abwehr an und unterstützt die anderen Vitalstoffe bei der Arbeit.

Wenn Sie noch etwas Appetit haben sollten, können Sie Ihren Karottentrunk mit 2 Scheiben Roggenknäckebrot ergänzen, die Sie nach Belieben mit etwas Frischkäse oder Margarine bestreichen.

Verwenden Sie immer Öle mit mehrfach ungesättigten Fettsäuren. Das sind z. B. Oliven-, Lein-, Sonnenblumen-, Walnuss- oder Distelöle.

Mittagessen: Vollkornspaghetti in feiner Tomatensauce auf Rucola

Nehmen Sie pro Person 125 Gramm Vollkornspaghetti, und kochen Sie die Nudeln nach Packungsanweisung. Die Sauce bereiten Sie aus 4 großen Tomaten zu, die Sie abziehen und in etwas Salzwasser garen. Geben Sie 1 Biogemüsebrühwürfel dazu und nach Geschmack 1 bis 2 zerdrückte Knoblauchzehen. Auch frischer Salbei, Rosmarin und Basilikum eignen sich hervorragend zur Geschmacksabrundung. Lassen Sie beim Köcheln den Topf offen, damit möglichst viel Wasser verdampft und die Sauce nicht zu flüssig bleibt. Nach 15 Minuten, wenn die Tomaten schon sehr weich gekocht sind, wird die Sauce durch ein feines Sieb gepresst. Die sämige Sauce schmecken Sie mit Kräutersalz, frischem Pfeffer und etwas Crème fraîche ab. Richten Sie die gewaschenen und abgetropften Rucolablätter hübsch auf einem Teller an, und geben Sie die Spaghetti darauf. Verteilen Sie nun die Tomatensauce auf den Spaghetti, und bestreuen Sie das Gericht mit etwas frisch geriebenem Parmesankäse.

Genießen Sie diese Mahlzeit mit größter Aufmerksamkeit. Entdecken Sie den würzig-nussigen Geschmack des Rucolasalates, das volle Aroma der Nudeln sowie den gaumenschmeichelnden Charakter der Tomatensauce. Auf diese Weise lassen sich übrigens aus den verschiedensten Gemüsesorten sämige Saucen herstellen. Das Abbinden mit Mehl, Ei oder Fett wird damit überflüssig. Die Gemüsesaucen sind kalorienarm, aber vitamin- und mineralstoffreich.

Zwischenimbiss: Hagebuttenkaltschale mit Knusperflocken

Für den frühen Nachmittag ist eine Obstkaltschale ideal, vor allem im Sommer. Nehmen Sie dazu 1 Becher Biodickmilch oder Kefir, und verrühren Sie das Milchprodukt mit 1 Teelöffel Hagebuttenmark. Erhitzen Sie in einer kleinen Pfanne etwas cholesterinfreies Bratfett, und geben Sie 1 Esslöffel kernige Haferflocken hinein. Für etwas Süße sorgt 1/2 Teelöffel Honig. Sie lassen die Flocken leicht bräunen, nehmen Sie sie vom Herd und lassen sie auskühlen. Schneiden Sie währenddessen etwas Frischobst in die Dickmilch. Rühren Sie die Knusperflocken in die Kaltschale ein, und genießen Sie.

Hagebutten stärken das Immunsystem, festigen darüber hinaus die Gefäße und helfen bei Venenleiden und Krampfadern.

Abendessen: Bunter Salatteller mit Putenstreifen

Schneiden Sie knapp 100 Gramm Putenschnitzel in feine Streifen, und braten Sie diese in cholesterinfreiem Bratfett, bis sie gar sind. Geben Sie das Putengeschnetzelte zum Abtropfen auf ein saugfähiges Papier, und würzen Sie das Fleisch mit Kräutersalz und mildem Paprika. Während das Fleisch auskühlt, richten Sie die Salate der Saison auf einem großen Teller an. Legen Sie Chicoréeblätter außen an den Tellerrand, darauf verteilen Sie Gurkenscheiben. Für weitere Farbtupfer sorgen Tomaten- und Paprikaschnitze. Denken Sie daran, dass Salat und Gemüse stets frisch eingekauft und nur kurz gelagert werden sollten.

Geben Sie nun das Fleisch auf das Salatbett, und übergießen Sie das Ganze mit einem Dressing aus etwas Balsamicoessig und Olivenöl. 2 Scheiben Knäckebrot runden diese gesunde Mahlzeit ab. Nach dem Essen sollten Sie Kräutertee, beispielsweise Pfefferminze, Melisse oder Fenchel, trinken.

Heilkräutertees für jede Gelegenheit

Im Garten der Natur findet sich ein reicher Schatz vielfältiger Kräuter, Blüten, Blätter, Rinden und Wurzeln, die eine heilende Wirkung bei verschiedensten Verdauungsstörungen entfalten und auf schonende, nebenwirkungsarme Weise das gesunde Gleichgewicht im Verdauungstrakt wieder herstellen.

Heilkräutertee gegen Blähungen

Drei-Monats-Koliken treten bei Neugeborenen auf, da der Darm sich erst langsam daran gewöhnt, seine Tätigkeit aufzunehmen. Die Säuglinge leiden unter schmerzhaften Blähungen und Bauchkrämpfen. Besonders zeigen sich diese Darmbeschwerden, wenn die Säulinge nicht gestillt werden können, aber auch Kinder, die die Brust bekommen, bleiben meist nicht ganz frei von diesen Beschwerden.

Besonders geeignet gegen Blähungen sind Teemischungen aus Fenchel, Kümmel, Anis und Pfefferminze. Sie reduzieren die übermäßige Gasbildung im Darminnern und regen die Darmtätigkeit leicht an. Wie wirksam diese Heilpflanzen sind, weiß man von Babys, die unter Drei-Monats-Koliken leiden. In der Regel verschwinden die Beschwerden rasch, wenn man den Kleinen den speziellen Kräutertee ins Fläschchen gibt.

▶ Zubereitung: Bereiten Sie eine Teemischung, in der getrockneter Anis, Fenchel- und Kümmelfrüchte sowie Pfefferminzblätter zu gleichen Teilen vertreten sind. Übergießen Sie pro Tasse 1 gehäuften Esslöffel der Heilkräutermischung mit kochendem Wasser, und lassen Sie den Tee 10 Minuten ziehen. Danach seihen Sie den Tee ab und genießen ihn in kleinen Schlucken. Diesen Tee kann man nach Bedarf trinken; wer allerdings häufig unter starken Blähungen leidet, kann mit dem Tee auch eine Kur durchführen. Dazu trinkt man 3-mal täglich 1 Tasse über einen Zeitraum von 3 bis 4 Wochen.

Entkrampfender Heilkräutertee

Gegen Krämpfe haben sich Teemischungen aus Baldrian, Kümmel, Kamille und Pfefferminze bewährt. Vor allem Baldrian ist ein bekanntes Beruhigungsmittel, das die Nerventätigkeit normalisiert und Spannungszustände abbaut. Doch auch die Kamille hat einen beruhigenden Effekt auf entzündlich veränderte Schleimhäute und wirkt somit schmerzhaften Reizzuständen entgegen.

▶ Zubereitung: Nehmen Sie zu gleichen Teilen getrocknete Kümmelfrüchte, Pfefferminzblätter, Baldrianwurzel und Kamillenblüten, die Sie gründlich vermengen. Pro Tasse übergießen Sie 1 gehäuften Esslöffel der Heilkräutermischung mit kochendem Wasser. Nach 10-minütigem Ziehen kann der Tee abgeseiht werden.

Heilkräutertee gegen Durchfall

Gegen Durchfall helfen am besten Mischungen aus Blutwurz, Pfefferminze, Kamille und Melisse. Blutwurz hat den botanischen Namen »Tormentill«. Die Pflanze gehört zur Familie der Rosengewächse und ist reich an Gerbstoffen. Diese Stoffe wirken gegen Entzündungen und binden Wasser und Schleim. Sie tragen dadurch dazu bei, die beim Durchfall entzündlich gereizte Darmschleimhaut zu heilen.

▶ Zubereitung: Nehmen Sie zu gleichen Teilen getrocknete Wurzelteile von Blutwurz, Pfefferminz- und Melissenblätter sowie Kamillenblüten, und vermischen Sie diese Zutaten gründlich. 1 Esslöffel der Teemischung wird mit 1/2 Liter kochendem Wasser überbrüht. Der Tee muss 30 Minuten ziehen. Trinken Sie über den Tag verteilt 5 Tassen.

Besonders wirkungsvoll gegen Durchfall helfen auch Heidelbeeren. Sie bekommen die getrockneten Früchte in der Apotheke. Ähnlich wie Blutwurz verfügen Heidelbeeren über reichlich Gerbstoffe. Zusätzlich wirkt der schwarze Pflanzenfarbstoff der Heidelbeeren gegen schädliche Darmbakterien, wie sie bei Durchfallerkrankungen häufig vermehrt vorkommen. Sie können einen Heiltee ausschließlich aus getrockneten Heidelbeeren herstellen.

▶ Zubereitung: Kochen Sie 2 Esslöffel Heidelbeertrockenfrüchte 10 Minuten in 1/2 Liter Wasser. Seihen Sie den Tee ab, und trinken Sie 5 bis 6 Tassen über den Tag verteilt.

Heilkräutertee gegen Verstopfung

Wirkungsvolle Hilfe gegen Darmträgheit und Verstopfung bieten Kreuzdorn, Faulbaum, Holunder und Fenchel. Die Beeren des Kreuzdorns und die Rinde des Faulbaums haben eine mild abführende Wir-

Auch der Kreislauf kann mit Teemischungen unterstützend beeinflusst werden. Anregend am Morgen wirken Rosmarin und Weißdorn. Am Abend sorgen Baldrian, Hopfen, Melisse und Johanniskraut für Entspannung.

Vielen Menschen fällt es schwer, den Alltag hinter sich zu lassen, und wenn es auch nur für wenige Minuten sein sollte. Sie verhindern damit die notwendige Entspannung, und das wirkt sich auch negativ auf die Darmtätigkeit aus. Entspannungstraining kann hier wesentlich zum Erfolg beitragen.

kung. Faulbaumrinde fördert darüber hinaus den Gallenfluss. Holunderblüten gelten als besonders mildes Abführmittel.

▶ Zubereitung: Nehmen Sie zu gleichen Teilen getrocknete Kreuzdornbeeren, geschnittene und getrocknete Faulbaumrinde sowie Fenchelfrüchte und Holunderblüten. 1 gehäuften Esslöffel der Heilkräutermischung überbrühen Sie mit 1/4 Liter heißem Wasser und lassen den Tee 15 Minuten ziehen. Genießen Sie morgens und abends je 1 Tasse.

Leber- und Gallentee

Die gesunde Verdauungstätigkeit ist in hohem Maße davon abhängig, wie gut Leber und Gallenblase arbeiten. Außerdem spielt die Leber als Entgiftungsorgan bei der Darmsanierung eine wichtige Rolle, weshalb ihre Funktion unbedingt gestärkt werden sollte. Es gibt einige Heilkräuter, die auf die Lebertätigkeit sowie den Gallenfluss besonders anregend wirken: Bereits genannt wurden Faulbaumrinde und Pfefferminze, darüber hinaus tun Mariendistel und Löwenzahn gute Dienste.

▶ Zubereitung: Nehmen Sie zu gleichen Teilen getrocknete Faulbaumrinde, Mariendistelfrüchte, getrocknete Löwenzahnwurzel und Löwenzahnkraut sowie Pfefferminzblätter. 1 Esslöffel dieser Teemischung mit 1/2 Liter siedendem Wasser übergießen und vor dem Abseihen 10 Minuten ziehen lassen. 3-mal täglich 1 Tasse der frisch zubereiteten Teemischung trinken – am besten immer ungefähr 1/2 Stunde vor den Mahlzeiten.

Flotte Musik bringt Schwung in die Darmgymnastik. So kommt der Körper richtig in Fahrt, und die ganze Sache macht eine Menge Spaß.

Bewegungsübungen

Stundenlanges Sitzen – im Büro, im Auto, vor dem Fernseher – und ein Mangel an ausgleichender Bewegung ist typisch für die Menschen der Zivilisationsgesellschaften.

Wer sich zu wenig bewegt, muss jedoch befürchten, dass auch sein Darm träge wird. Eine ausgleichende Gymnastik, die vor allem auch die Bauchmuskeln trainiert, sowie Spazieren gehen, Schwimmen und Rad fahren können da wahre Wunder bewirken.

Ausgewählte Übungen zur Darmgymnastik

▶ **Aufwärmen**

Laufen Sie eine Minute lang auf der Stelle, heben Sie dabei die Zehenspitzen nicht vom Boden ab, sondern lediglich die Fersen.

▶ **Raum für Bauch und Brust schaffen**

Nehmen Sie einen festen Stand ein, die Beine stehen hüftbreit auseinander, die Arme hängen zu beiden Seiten des Körpers entspannt herab. Dann heben Sie die Arme zunächst in die Waagrechte und machen sie dabei richtig lang. Strecken Sie die Fingerspitzen weit aus. Nun heben Sie die Arme und strecken sie über dem Kopf aus. Spreizen Sie die Fingerspitzen wieder ganz ab. Beim Dehnen der Arme atmen Sie tief in den Bauch hinein, beim Entspannen stoßen Sie die Luft kräftig wieder aus.

▶ **Dickdarmtraining**

Legen Sie sich auf den Rücken, verschränken Sie die Arme hinter dem Kopf, und winkeln Sie die Beine leicht an. Konzentrieren Sie sich jetzt auf den Darmausgang, und versu-chen Sie die Muskelspannung des Schließmuskels zu erspüren. Aktivieren Sie ihn nun gezielt, indem Sie ihn im Wechsel an- und entspannen. Wiederholen Sie diese Übung ungefähr zehnmal.

▶ **Stärkung der oberen Bauchmuskeln**

Bleiben Sie auf dem Rücken liegen, und bewegen Sie das rechte Knie und den linken Ellenbogen aufeinander zu, dann das linke Knie und den rechten Ellenbogen. Führen Sie diese Übung immer im Wechsel insgesamt etwa zehn-mal aus.

▶ **Kraft für die unteren Bauchmuskeln**

Noch eine Übung im Liegen: Ziehen Sie beide Beine abge-winkelt an, und umfassen Sie Ihre Knie. Ziehen Sie diese nun so weit es nur geht in Richtung Brust. Sie können noch einen zusätzlichen Effekt erzielen, indem Sie mit den Beinen ei-nen leichten Gegendruck aus-üben. Die Anspannung fünf Sekunden lang halten, dann wieder entspannen. Übung fünfmal wiederholen.

▶ **Bauch und Rücken lockern**

Gehen Sie nun in den Vierfüßlerstand, und machen Sie Ihren Rücken ganz gerade. Achtung: Bauch und Po anspannen, Rücken nicht durchhängen lassen. Nun die Wirbelsäule mit ganz langsa-men Bewegungen zu einem Katzenbuckel formen, Kinn Richtung Brust ziehen und kur-ze Zeit in dieser Position ver-harren. Dann wieder langsam den Rücken in die Gerade brin-gen, sich weit ausstrecken. Diese Übung sollten Sie fünf-mal durchführen.

▶ **Der richtige Hüftschwung**

Zum Abschluss des Gymnas-tikprogramms stellen Sie sich wieder locker aufrecht hin. Nun beginnen Sie, kräftig mit den Hüften zu kreisen, zunächst nach links, dann nach rechts. Halten Sie Ihren Ober-körper dabei ganz gerade und ruhig, und stemmen Sie zur zusätzlichen Stabilisierung und zum Nachspüren der Bewe-gung die Hände in die Taille. Kreisen Sie in mäßigem Tempo zehnmal nach rechts und anschließend zehnmal nach links.

Psychotraining

Der Mensch der heutigen Zeit ist ganz anderen psychischen Anforderungen ausgesetzt als noch vor 50 Jahren. Seine Umgebung überflutet ihn quasi nonstop mit den verschiedensten Reizen: Lärm, Autoverkehr, Leuchtreklamen, Radio, Fernsehen, Mobiltelefone, Faxgeräte, Computer u. v. a. m. Dazu kommt, dass wir in unserer leistungsorientierten Gesellschaft so ziemlich alles unter Zeitdruck erledigen müssen. Kein Einkauf im Supermarkt, der nicht ohne Hektik über die Bühne geht. Kein Weg, etwa um die Kinder zur Schule zu bringen oder ins Büro zu kommen, der nicht den ständigen Blick auf die Uhr erfordert. Sogar die meisten Freizeitaktivitäten – beispielsweise eine Urlaubsreise oder ein Treffen mit Freunden –, müssen geplant und straff organisiert werden.

Was den Muskeln gut tut, bringt auch den Darm in Schwung. Deshalb sollte Bewegung und ein regelmäßiges Ausdauertraining nicht nur dem Herz-Kreislauf-System zuliebe, sondern auch zum Nutzen des Verdauungs- und Immunsystems auf dem Tagesplan stehen.

Abschalten lernen

Müßig sein, Zeit für sich selbst einplanen, zur Ruhe kommen, abschalten, die Seele baumeln lassen: Für viele sind dies Zustände, die ihnen völlig fremd geworden sind, die sie regelrecht verlernt haben. Vor allem junge Leute, die bereits in die reizüberflutete Welt hineingeboren wurden, können sich ein Leben ohne die schnellen Schnitte von Videoclips, die flüchtigen Worte einer reduzierten Comicsprache, die übermächtigen Dezibel einer hämmernden Technomusik, die Automatismen monotoner Computerspiele und das hastige Essen von Fast- und Designerfood kaum mehr vorstellen.

Stress, Hektik und die Unfähigkeit zur Rückbesinnung auf das eigene Ich sind also allgegenwärtig und prägen auf diese Weise auch unseren Gesundheitszustand. Denn, dass diese Form der psychischen Dauerbelastung nicht ohne Spuren bleibt und langfristig zahlreiche körperliche Beschwerden hervorrufen kann, ist leicht nachvollziehbar. Nach amerikanischen Schätzungen haben bis zu 80 Prozent aller Krankheiten psychosomatische Ursachen. Das zeigt auf, wie sehr Körper, Geist und Seele miteinander verknüpft sind und sich gegenseitig beeinflussen.

Psychische Kraft positiv nützen

Das Wissen um diese Körper-Seele-Beziehung kann man aber auch nutzen. Es gibt viele Möglichkeiten, auf psychischem Wege positive Veränderungen im Körper hervorzurufen und Befindlichkeitsstörungen auf diese Weise zu beseitigen. Die verschiedenen Techniken basieren alle auf ähnlichen Wirkprinzipien, nämlich auf einer geistig-seelischen Entspannung, die sich auf das vegetative Nervensystem überträgt und dann an den Organen spezielle Effekte erzielt. Spannungsänderung der Gefäße, verbesserte Durchblutung und die Regulation von Herz- und Kreislauftätigkeit können so beeinflusst werden.

Autogenes Training

Die Entwicklung dieser Entspannungstechnik hat einen dramatischen Hintergrund. Der deutsche Neurologe J.H. Schultz entwickelte das autogene Training als Methode, seine Angst einfach wegzudenken, während er im Ersten Weltkrieg im Schützengraben liegen musste. Nach und nach verfeinerte er dieses Verfahren und legte bestimmte Satzformeln fest, die er sich immer wieder vorsagte. Diese konnten ihm sehr schnell helfen, in einen Zustand der völligen Entspannung zu gelangen. Heute funktioniert das autogene Training noch ganz genauso. Die Sätze »Mein rechter Arm wird langsam ganz schwer«, »Ich bin ganz ruhig«, »Es atmet mich«, »Mein Herz schlägt ruhig und regel-

Autogenes Training lernt man in einem Kurs, etwa bei einer Volkshochschule, in einem Gesundheitszentrum oder in Praxen und Kliniken mit psychotherapeutisch tätigen Ärzten, am besten. Wenn der Einstieg erst geschafft ist, kann man auch im stillen Kämmerlein weitermachen.

Hilfreiche Methoden

Mit folgendem Entspannungsverfahren können Sie Verspannungen und Blockaden im Darmbereich lösen.

▶ Autogenes Training

▶ Biofeedback

▶ Autosuggestion und Visualisierung

▶ Progressive Muskelentspannung nach Jacobson

▶ Yoga

▶ Qi Gong

mäßig«, »Meine Stirn ist angenehm kühl« und viele weitere werden in Gedanken formuliert. Während man diese Sätze immer wieder repetiert, liegt man entspannt auf dem Rücken oder sitzt lässig auf einem Stuhl, den Oberkörper etwas nach vorn gebeugt, die Arme auf die Knie gestützt, die Hände fallen locker zwischen die Beine (»Kutschersitz«). Durch regelmäßiges Üben dieser Entspannungsformeln wird die Psyche so programmiert, dass in Stresssituationen sofort eine Gegensteuerung aktiviert werden kann. In der Praxis bedeutet das, dass Stresszustände allein durch das Denken eines bestimmten Satzes, beispielsweise »Ich bin innerlich ganz ruhig und frei«, reduziert werden und man spürbar ruhiger wird.

Biofeedback

Diese Entspannungstechnik arbeitet mit Hilfe eines speziellen medizinischen Gerätes. Dabei messen Sensoren Körperfunktionen, die wir normalerweise nicht bewusst wahrnehmen, z. B. die Herzfrequenz, den Hautwiderstand oder die Muskelspannung. Die Messergebnisse werden von einem Rechner verarbeitet und dann entweder über einen Monitor optisch dargestellt oder in Töne und Geräusche umgewan-

Auch ein Saunabesuch eignet sich zum Entspannen. Positiver Nebeneffekt ist das Ausscheiden von zahlreichen Schlacken über die Haut.

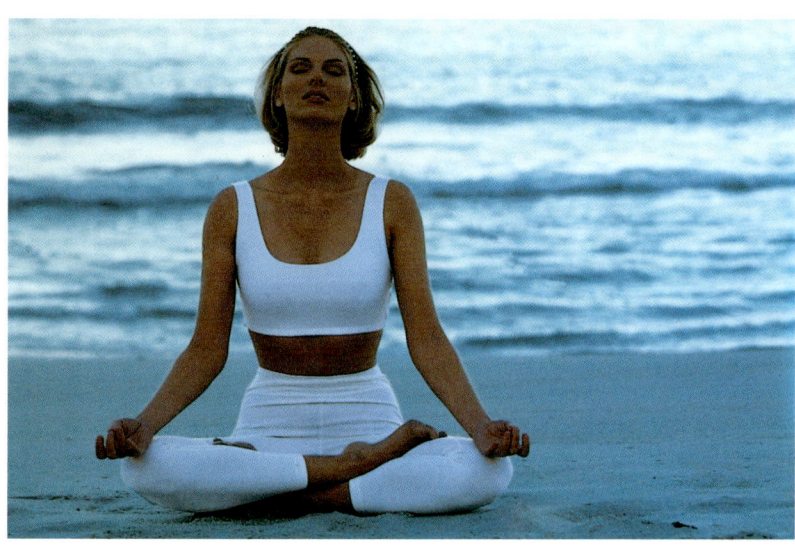

Auch durch Entspannungstechniken wie autogenes Training, Biofeedback oder Yoga kann die Darmfunktion enorm verbessert werden.

delt. Auf diese Weise kann der Patient diese Abläufe in seinem Körper ganz bewusst erleben. Über ein Rückkopplungssystem (Feedback) lernt er solche Vorgänge später auch willentlich zu kontrollieren und zu beeinflussen. Biofeedback ist gut geeignet, stressbedingte Verspannungen zu lösen, Angstzustände abzubauen, Schmerzen zu lindern oder gar zu beseitigen. Klinische Studien belegen die Wirksamkeit der Biofeedbackmethode beim Reizdarmsyndrom, bei Verstopfung und beim Spannungskopfschmerz. Bis die ersten Erfolge eintreten, d. h., bis der Patient gezielt bestimmte Regulationsmechanismen seines Körpers beeinflussen kann, ist ein längeres Training erforderlich. Nach ungefähr 15 Sitzungen beherrschen die meisten die Biofeedbacktechnik und können die Entspannung auch ohne Gerät erzeugen. Ein Biofeedbacktherapeut muss eine spezielle Ausbildung absolviert haben. Einige Naturheilkundler, Heilpraktiker und Schulmediziner bieten Biofeedback in ihrem Behandlungsrepertoire an.

Autosuggestion und Visualisierung

Auch diese beiden Methoden arbeiten – ähnlich wie das autogene Training – mit formelhaften Sätzen und bildhaften Vorstellungen. Die Autosuggestion macht sich dabei die Erfahrung des positiven Denkens zunutze und soll eine optimistische Denkhaltung vermitteln, in deren Folge auch das Körpergefühl positiv beeinflusst wird. Wer morgens aufsteht, sich im Spiegel anguckt und dabei denkt »Wie furchtbar sehe ich heute wieder aus«, der wird den Tag sicher sehr viel schlechter erleben als jemand, der seinem Spiegelbild Schönheit und eine fröhliche Ausstrahlung abgewinnen kann. Die Autosuggestion können Sie in jeder Alltagssituation anwenden. Kreieren Sie Ihre persönlichen Suggestionsformeln, z. B. »Mir geht es gut. Ich fühle mich wohl. Ich habe Kraft für meine Arbeit.« Auch persönliche Ziele und Wünsche können auf diese Weise suggeriert werden: »Die Prüfung werde ich mit Auszeichnung bestehen.« »Diesen Job bekomme ich.« Halten Sie Ihre Suggestionssätze immer möglichst einfach, und vermeiden Sie negative Formulierungen. Also nicht »Ich bin nicht mehr traurig«, sondern »Ich bin fröhlich«.

Visualisierungen helfen dabei, den Weg zum Ich zu finden. Die Bilder, die man sich bei dieser Art von Meditation vorstellt, ermöglichen, die Sinne bewusster wahrzunehmen, zu Selbsterkenntnis zu gelangen und das Selbstbild zu verändern.

Heilung durch Visualisierung

Die Visualisierungsmethode ist eine mittlerweile immer häufiger angewandte Technik, um körperliche Krankheiten und Störungen heilen zu helfen. So wird sie auch in der Krebstherapie teilweise mit sehr großem Erfolg als ergänzende Maßnahme eingesetzt. Bei der Visualisierungstechnik stellt man sich besonders angenehme und schöne Situationen vor. Beipsielsweise begibt man sich auf eine Phantasiereise zu einem Traumstrand, an dem man von Sonne, Wasser, Wellenrauschen umgeben ist. Dann versucht man, diese positiven Energien einzufangen und in seinen Körper fließen zu lassen, damit sie dort ihre heilende Wirkung entfalten können. Wenn man in dieser Technik sehr geübt ist, kann man die frei gewordenen Energien auch gezielt an einen Krankheitsherd leiten und etwa eine Verspannung oder entzündliche Veränderung im Darmbereich beseitigen.

Anfängern fällt es oft schwer, sich Bilder richtig plastisch vorzustellen. Das aber ist wichtig, damit die Visualisierung auch zum Erfolg führt. Manch einem hilft es, sein Vorstellungsvermögen durch Malen oder Kritzeln zu unterstützen. Später stellen sich die Bilder auch ohne Hilfsmittel zum Greifen nah ein.

Muskelentspannung nach Jacobson

Etwa zur gleichen Zeit wie in Deutschland das autogene Training, wurde in Amerika die progressive Muskelentspannung von Edmund Jacobson entwickelt. Der Psychophysiologe hatte beobachtet, dass zwischen seelischer Anspannung wie Angst oder Stress und der Verspannung bestimmter Muskeln ein Zusammenhang besteht. So ist es beispielsweise für ängstliche Menschen typisch, dass sie die Schultern immer leicht angezogen halten, also den Kopf einziehen. Diese Haltung führt auf Dauer zu Verspannung und Verhärtung der Nackenmuskulatur. Doch der Zusammenhang zwischen psychischem Befinden und Muskelverkrampfung kann durch Umkehrung Spannungsgefühle abbauen.
D. h. wenn Muskeln bewusst angespannt und dann entspannt werden, hat das auch einen Effekt auf die Psyche.
Bei den oben genannten Übungen stellt sich wie beim autogenen Training ein angenehmes Wärme- und Schweregefühl ein. Wie bei den anderen Entspannungstechniken gilt auch hier, dass die Wirkung umso besser wird, je mehr Übung und Erfahrung man mit dieser Methode gesammelt hat.

Aufbau einer Jacobson-Übung

Jede Anspannung sollte langsam aufgebaut und ungefähr fünf Sekunden gehalten werden. In der Entspannungspause, die ungefähr eine halbe Minute dauert, sollte man dann versuchen, genau wahrzunehmen, welche Empfindungen in der jetzt lockeren Muskelpartie entstehen – Kribbeln, Wärme oder ein angenehmes Schweregefühl? Jede Übung kann ein- bis zweimal wiederholt werden.

▶ Legen Sie sich am besten auf den Rücken.

▶ Spannen Sie die Unterarme an, indem Sie eine Faust ballen, danach locker lassen.

▶ Beugen Sie die Arme, und spannen Sie dabei den Bizeps an, dann wieder entspannen.

▶ Strecken Sie die Arme aus, und spannen Sie den Trizeps an, die Handrücken drücken dabei nach unten, anschließend entspannen.

▶ Die Schultern werden hochzogen und die Schultermuskeln angespannt, dann locker lassen.

▶ Drücken Sie den Hinterkopf auf den Boden, und spannen Sie die Nackenmuskeln an, danach wieder entspannen.

▶ Spannen Sie nun die Gesichtsmuskeln an, beißen Sie die Zähne zusammen, und kneifen Sie die Augen zu, anschließend entspannen.

▶ Ziehen Sie die Schulterblätter nach hinten zur Wirbelsäule, und spannen Sie dabei die Rückenmuskeln an, dann locker lassen.

▶ Ziehen Sie den Bauch ein, spannen Sie dabei die Bauchmuskeln an, dann wieder entspannen.

▶ Kneifen Sie die Pobacken zusammen, dann wieder locker lassen.

▶ Nun spannen und entspannen Sie die Oberschenkel.

▶ Die Fußsohlen werden nach unten gedrückt, dabei spannen Sie die Wadenmuskeln an, dann entspannen.

▶ Ziehen Sie die Zehen nach oben, dabei die Schienbeinmuskeln anspannen, anschließend wieder entspannen.

Bis diese Entspannungstechnik richtig erlernt und im täglichen Leben einsetzbar ist, benötigt man eine ungefähr vierwöchige Trainingszeit.

Auch für diese Methode gibt es klinische Untersuchungen, die ihre Wirksamkeit beweisen. Die Muskelentspannung nach Jacobson erlernt man am besten in Kursen, die von Institutionen der Erwachsenenbildung oder auch in Arztpraxen und psychologischen Beratungsstellen angeboten werden.

Das ist Ihr Erfolg

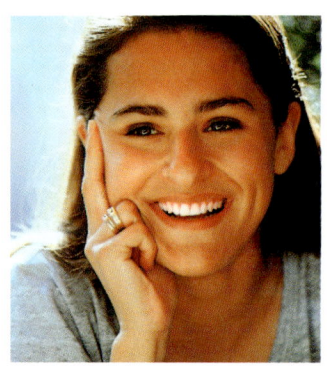

Schönheit, die von innen kommt – die Darmsanierung macht's möglich.

Nach der Darmsanierung sind die meisten Menschen wieder normal belastbar. Die täglichen Anforderungen des Alltags bringen sie nicht mehr aus dem Gleichgewicht, das psychische Befinden bleibt stabil, die Nerven sind deutlich stärker.

Wohlbefinden und gutes Aussehen

Sie haben jetzt zahlreiche Methoden kennen gelernt, die Ihnen helfen, den Darm zu reinigen, zu regenerieren und zu stärken, kurzum, ihn rundum zu sanieren. Vielleicht kommt Ihnen das eine oder andere Verfahren etwas kompliziert vor, und es könnte der Eindruck erweckt werden, dass die Darmsanierung womöglich mit viel Mühe verbunden ist. Doch der vielleicht etwas größere Aufwand, den Sie mit der Ernährungsumstellung, den Sanierungsmaßnahmen und dem Erlernen verschiedener Bewegungsübungen und Entspannungstechniken haben, lohnt sich in jedem Fall. Menschen, die jahrelang mit Problemen wie Verstopfung, Blähungen, schlechter Haut, Kopfschmerzen oder anderen Beschwerden zu tun hatten und sich dann für den Weg einer umfassenden Darmsanierung entscheiden, fühlen sich danach »wie neu geboren«. Damit bietet die Darmsanierung eine echte Chance, sich von Zivilisationskrankheiten zu befreien und zu voller Gesundheit zurückzugelangen. Doch auch wenn Sie keine besonderen Beschwerden haben sollten, ist es sinnvoll, gelegentlich ein Heilfasten durchzuführen, seine Nahrung mit Sorgfalt und Überlegung zusammenzustellen, regelmäßig ein Bewegungsprogramm durchzuführen sowie durch Entspannungstechniken das körperliche und seelische Gleichgewicht zu erhalten.

Gestärktes Immunsystem

Eine intakte Darmflora ist die beste Voraussetzung für eine gut funktionierende Körperabwehr. Die Darmschleimhaut bildet eine wichtige Barriere gegen schädliche Eindringlinge. Kann sie ihre Schutzfunktion ausführen, hält sie Krankheitserreger in Schach und sorgt so dafür, dass der Körper nicht von ihnen überschwemmt wird. Funktioniert die Darmtätigkeit richtig, kann der Darminhalt gut weitertransportiert werden, es besteht dann keine Gefahr, dass Nahrungsreste hängen bleiben und zu schädlichen »Altlasten« werden. Toxinen und Infektionsherden ist damit die Grundlage entzogen, und sie können auch nicht über die Darmwand in den Blutkreislauf gelangen, um das Immunsystem zu belasten.

Wenn also die lokale Körperabwehr stimmt, ist auch die allgemeine Immunlage gut. Infekte können einem viel weniger anhaben. Während Menschen mit einer gestörten Verdauungsfunktion oft gleich mit einer schweren Erkältung darniederliegen, wenn sie nur einmal angeniest werden, sind diejenigen, die einen gesunden Darm haben, wesentlich widerstandsfähiger.

Glatte und geschmeidige Haut, kräftiges und glänzendes Haar

Wie viel von der Nahrung als Energiemoleküle in den Zellen ankommt und genutzt werden kann, ist davon abhängig, wie gut die Nahrung im Darm verwertet wird. Kommt es durch eine gestörte Darmfunktion zur Bildung von Giftstoffen, dann kann die tägliche Kost noch so hochwertig sein, die Ausbeute für den Körper wird trotzdem mager aussehen.

Ist der Darm hingegen optimal in Form, können alle wichtigen Nährstoffe, Vitamine, Mineralien und Spurenelemente über die Darmschleimhaut aufgenommen und ins Blut abgegeben werden. Einen wichtigen Anhaltspunkt für die korrekte Funktion des Darms bietet das Aussehen von Haut und Haaren. Sie reagieren nämlich besonders empfindlich auf Mangelerscheinungen; die Unterversorgung mit wichtigen Haut- und Haarnährstoffen lässt sich von außen schnell an Blässe, Pickeln, Hautunreinheiten, Ekzemen sowie Trockenheit und Hautschuppung erkennen. Die Haare werden stumpf und glanzlos, hängen ohne Spannung vom Kopf herab, dünnen aus, ergrauen vorzeitig und splissen sich auf.

Umgekehrt lässt eine ideale Nährstoffversorgung Haut und Haar sichtlich schöner werden.

Die Vitamine A, B, C und E, Mineralstoffe wie Magnesium sowie Spurenelemente wie Zink, Selen, und viele andere Substanzen sind wichtige Nährstoffe für Haut und Haare und tragen zu einem gesunden, schönen Aussehen bei.

Starke Knochen und leistungsfähige Muskeln

Auch unser Bewegunsapparat ist darauf angewiesen, dass er über das Blut mit Nährstoffen versorgt wird. Die Zellen von Muskeln und Knochen unterliegen ebenso wie die Zellen der Haut und der Haare dem ständigen Aufbau neuer und dem Abbau alter Zellen. Diese Erneuerungsprozesse müssen in einem ausgewogenen Verhältnis zueinander stattfinden, da sonst Veränderungen in Gang gesetzt werden, durch die langfristig Knochen- und Muskelgewebe abgebaut werden. Wie sich die Mangelerscheinungen am Knochen auswirken können, wissen besonders die Menschen gut, die unter Osteoporose, d. h. Knochenschwund, leiden. Durch verschiedene Faktoren, vor allem aber durch einen Mangel an Knochen bildenden Mineralstoffen wie Kalzium verliert der Knochen zunehmend an Masse und Elastizität. Dadurch wird er anfällig für Brüche.

Genauso ist die Muskelkraft abhängig von einer ausreichenden Energieversorgung und einem optimal funktionierenden Stoffwechsel. Gelangen jedoch durch eine gestörte Darmfunktion minderwertige Mikrostoffe zu den Muskelzellen, können die Stoffwechselzyklen zur Energiebildung nicht vollständig ablaufen. Die Muskelkraft schwindet, und Schadstoffe können sich im Muskelgewebe ablagern.

> Werden Muskeln und Knochen durch einen gesunden Darm mit den nötigen Aufbaustoffen versorgt, behalten sie ihre Leistungsfähigkeit und können den großen Anforderungen, die ein Leben lang an sie gestellt werden, in bester Weise gerecht werden.

Die Psyche ist stabil und ausgeglichen

Melancholie, Traurigkeit, Aggressivität, starke Gefühlsschwankungen und andere psychische Beeinträchtigungen treten häufig im Zusammenhang mit Darmfunktionsstörungen auf. Doch sie müssen nicht sein. Durch eine umfassende Darmsanierung lösen sich häufig auch seelische Blockaden, die zu einer manchmal jahrelang anhaltenden Beeinträchtigung des Wohlbefindens geführt hatten. Nach einer Darmbehandlung kehren meist Ruhe und eine optimistische Grundhaltung ein. Die Psyche regeneriert sich ebenso wie der Darm, innere Ausgeglichenheit und Harmonie prägen das neue Lebensgefühl. Der Austausch und die Gespräche mit anderen werden offener, die Kommunikation bereitet mehr Freude. Es ist fast so, als sei man ein neuer Mensch.

Über die Autorinnen

Dr. med. Heike Kovács ist Ärztin und Medizinjournalistin meist in Printmedien, TV und Hörfunk. Ihr Interesse gilt neben der Schulmedizin besonders der Naturheilkunde.

Monika Preuk ist als Redakteurin und freie Journalistin für die Fach- und Publikumspresse und für das Fernsehen tätig. Ihre Schwerpunktthemen sind Wellness, Medizin und Schönheit.

Literatur

Bachmann, Dr. med. Robert M.: Gesunder Darm – gesunder Mensch. Trias Verlag. Stuttgart 1996

Hellmiß, Margot: Heilfasten nach F. X. Mayr. Südwest Verlag. München, 6. Auflage 1997

Loebert, Dr. med. Lothar: Darmkrankheiten. Trias Verlag. Stuttgart 1991

Ullrich, Manfred A.: Colon-Hydro-Therapie. Dr. Werner Jopp Verlag. 4. erweiterte Auflage, Wiesbaden 1996

Hinweis

Anmerkung der Redaktion

Sie haben es sicher gemerkt, dass wir diesem Buch die neuen amtlichen Rechtschreibregeln zu Grunde/zugrunde gelegt haben.

Bildnachweis

AKG, Berlin: 42; Bavaria, Gauting: 12 (Dr. Lorenz), 72 (Byran Newman); Mauritius, Mittenwald: Titel (Hubatka); Pasieka Alfred, Hilden: U4, 4; Südwest Verlag, München ©: 53 (Michael Nagy); Tony Stone, München: 1 (Z. & B. Baran), 2 (Barry King/BPS), 14 (James Darell), 19 (Peter Poulides), 23 (Bruce Ayres), 28 (G. W. Willis/BPS), 34 (RNHRD NHS Trust), 88 (Dale Durfee), 92 (Gerard Loucel); Transglobe Agency, Hamburg: 48, 79 (Pawel Kanicki), 63 (TWFS)

Impressum

© 1997 Südwest Verlag GmbH & Co. KG, München

Lektorat:
Dr. Judith Schuler
Projektleitung:
Susanne Garte
Redaktionsleitung und medizinische Fachberatung:
Dr. med. Christiane Lentz
Bildredaktion:
Ute Schoenenburg
Produktion:
Manfred Metzger
Umschlag:
Till Eiden
Layout:
Wolfgang Lehner
DTP/Satz:
Mihriye Yücel
Druck:
Color-Offset, München
Bindung:
R. Oldenbourg, München

Printed in Germany

Gedruckt auf chlor- und säurearmem Papier

ISBN 3-517-07523-X

Register